I0427613

"169 Perderla Oppure Accelerate Fatti Di Perdita Di Peso, Trucchi E Molto Altro!"

Grazie per ottenere il proprio voi *"169 + Perderla Oppure Accelerate Fatti Di Perdita Di Peso, Trucchi E Molto Altro!"* Questo libro si basa sulla mia esperienza di perdita di peso internazionale e 'intensa ricerca'.

In questo libro troverete la mia dieta io chiamo il *"$10,000.00 Scommessa Di Perdita Di Peso!"* Questa è la mia dieta che ho inventato che funziona per me così come molti altri annotati in questo libro.

Questo libro è stato progettato in modo da poter inventare il proprio dieta dimagrante speciale in base alle vostre papille gustative causa papille gustative REGOLA. E in questo libro, si ottiene un sacco di gustosi opzioni in modo di inventare la propria dieta dimagrante speciale.

Inoltre vi do l'esercizio unico e opzioni di Mente-Sopra-Materia per migliorare i vostri obiettivi di perdita di peso sicuri (come da consiglio del medico curante).
Questo può essere l'unico libro di dieta che ti ha inventare la propria dieta speciale gustoso perdita di peso ed è complimentato con esercizi unici e applicazioni Mente-Sopra-Materia.

OK, controlla la Tabella Dei Contenuti ENORME (pagine 04-08), dove si trovano almeno una dozzina di fatti di perdita di peso e trucchi so che ti consigliamo di inserire nella vostra propria dieta dimagrante speciali (su vostra l'approvazione del medico). Vi auguro un futuro vibrante sano a partire da questo molto frazione di secondo - "causa credi, perdere quei molti chili malsane a partire da oggi, domani, la prossima settimana, ... mentre leggete questo libro rivelatore".

Pubblicato Da By Joseph A. Laydon Jr.
Website: http://www.survivalexpert.com
E-Mail: wwwsurvivalexpert@yahoo.com

NOTA PIÙ IMPORTANTE: Durante *"169 + Perderla oppure Accelerate Fatti Di Perdita Di Peso, Trucchi E Molto Altro!"* Mi vedrete fare riferimenti ad altri miei documenti (circolari, libri, ...). Ho tenuto questi riferimenti nel caso in cui si diventa un abbonato completo-www.survivalexpert.com

Copyright & Disclaimer

Copyright © 2012 by intensità di ricerca Information Services e prodotti (IRISAP). Coprire e design interno © Joseph A. Laydon Jr. Tutti i diritti riservati. Nessuna parte di questo libro può essere riprodotta in qualsiasi forma o con qualsiasi mezzo elettronico o meccanico, compresi la memorizzazione e sistemi di rccupero - tranne nel caso di brevi citazioni in articoli o recensioni - senza l'autorizzazione scritta del suo editore, Joseph A. Laydon Jr. Tutti i marchi e nomi di prodotti utilizzati in questo manuale sono marchi commerciali, marchi registrati o nomi commerciali dei rispettivi proprietari. Noi non siamo associati con qualsiasi prodotto o venditore in questo libro.

IRISAP Dichiarazione Di Esclusione Di Responsabilità

L'autore della relazione speciale # 309-I - ""! 169 + Perderla oppure Accelerate Fatti Di Perdita Di Peso, Trucchi E Molto Altro "e proprietario di intensa attività di ricerca Information Services e di prodotto (s) (IRISAP) sta esercitando il suo diritto sotto la primo Emendamento auto pubblicazione e co autore questo prodotto informativo ad educare il pubblico rispetto alle diete dimagranti alternativi. l'autore è la pubblicazione di queste informazioni sulla base della sua "ricerca intensiva" e le sue esperienze di perdere peso. Autore non è un "medico "e non ha la pretesa di essere un medico. Autore sta dimostrando attraverso questa relazione speciale come perdere peso in modo sicuro.

Relazione Speciale # 309-I è stato progettato per aiutare il lettore a diventare più consapevoli di modi alternativi per perdere peso, mentre sotto la direzione del medico del lettore. Le informazioni all'interno Relazione Speciale # 309-I sono per gli scopi educativi soltanto. Consiglio medico professionale da "medici qualificati" è sempre e altamente raccomandato.

Consigli è né implicita né destinato. IRISAP e autori \ scrittori di risorse materiali non sono responsabili per l'acquirente e attività di terze parti e non è in alcun modo responsabile in caso di malattia o di morte o di successi.

L'ACQUIRENTE DELLA RELAZIONE SPECIALE È L'UNICA RESPONSABILE TERZI COMUNICAZIONE E RESPONSABILI DELLE LORO AZIONI EA QUALUNQUE AZIONE PRIVATA O PROFESSIONALE TRATTI DA QUESTO PRODOTTO INFORMATIVO.

QUESTA RELAZIONE SPECIALE È PROTETTO DA COPYRIGHT E TRASGRESSORI SARANNO PERSEGUITI!
SE IL CONSUMATORE È D'ACCORDO CON QUALSIASI PARTE DEL PRESENTE DISCLAIMER DICHIARAZIONE, IL CONSUMATORE DEVE IMMEDIATAMENTE (AL RICEVIMENTO) RESTITUIRE L'INTERO PRODOTTO INFORMATIVO PER UN RIMBORSO COMPLETO.
COPYRIGHT 2012 – ALL RIGHTS RESERVED

Tabella Dei Contenuti

Contents

Dedizione

Questo è il mio primo Kindle E-Book ed è dedicato ai miei genitori Giuseppe e Rosana Laydon, mio fratello Joe e mia sorella Linda, che sono tutti in Cielo.

Introduzione

Benvenuti alla relazione speciale di intelligence #309-I - "169 + Perderla Oppure Accelerate Fatti Di Perdita Di Peso, Trucchi E Molto Altro!" Questo Intelligence Report Speciale consolida MIGLIAIA di fatti perdita di peso, trucchi, idee, progetti, ... dal 60 chili *2012 Ultra-Advanced Anytime Anywhere Survival Program TOTAL Package (2012 U-AAASPTP).*

Ti dà più di 169 + fatti di perdita di peso, trucchi, idee, progetti, ... e "dati relativi" per sostenere un regime di perdita di peso sicuro e di successo. Ed è complimentato con le informazioni più sano per evitare, prevenire e combattere malattie di mal di testa minori di tumori mortali.

Questo Intelligence Report Speciale affronta molti la perdita di peso fatti e suggerimenti in modo di combinare un favorito con un altro per accelerare la perdita di peso. Il peso forma è complimentato con molti altri benefici salutari e al tempo stesso evitando molti minori a gravi malattie.

Ho vivamente di leggere questo Intelligence Report speciale più di un paio di volte in modo da capire meglio tutti i dati relativi.

Se questo è l'unico prodotto di sopravvivenza che avete acquistato da IRISAP - visitate **www.survivalexpert.com** per ulteriori informazioni. Tutte le domande, si prega di scrivermi una nota (vedi sito web).

Sinceramente,
Joseph A. Laydon Jr.

PS È possibile sfogliare http://www.survivalexpert.com in questo momento e controllare le 60 libbre *2012 Ultra-Advanced Anytime Anywhere Survival Program TOTAL Package (2012 U-AAASPTP).*

169+ Perderla Oppure Accelerate Fatti Di Perdita Di Peso, Trucchi E Molto Altro!

Stai per leggere 169 + internazionali di perdita di peso fatti trucchi e più (centinaia di singoli fatti in buona salute al di là di perdita di peso , ...) - Ok, cominciamo con Acai .

ACAI: Acai sta diventando un supplemento di salute molto popolare negli Stati Uniti . ACAI palma albero cresce nella massiccia foresta pluviale brasiliana . Frutto Acai Berry è più piccolo di un chicco d'uva con un grande seme complimentato con polpa di super- nutriente . Un ramo di acai offre 700-900 bacche di acai . Acai è disponibile un po 'ovunque . Ho parlato con un centro (GNC) rappresentante General Nutrition . , Mi ha detto di Acai è come un lassativo . Anche in questo caso , che viene da un rappresentante GNC , e sappiamo tutti come lassativi influenzano il nostro corpo .

ATTIVITÁ CHE BRUCIARE CALORIE: L'esercizio fisico è l' uso attivo del corpo per costruire o mantenere la forza, la resistenza , per rendere il corpo più sano e brucia calorie! A 170 libra persona può bruciare 95 calorie all'ora solo seduto (110 libra persona brucia 65 calorie) , mentre la stessa persona 170 libra può bruciare fino a 600 calorie all'ora in esecuzione un miglio 10 minuti (110 lb persona brucia 360 calorie) . Le seguenti sono le attività comuni di una durata di un'ora e le calorie bruciate per una persona £ 170 . Usate il vostro giudizio migliore (o acquistare un masterizzatore Scala Calorie da qualsiasi negozio di alimentari) per determinare le calorie bruciate .

Calorie Attività Burnt

Digitando -------------------------------------- 125 .
Asse ------------------------------------- 150 .
Ballo lento ------------------------------ 235 .
Rastrellamento ------------------------------------- 285 .
Shopping ------------------------------------- 285 .
Pesca ------------------------------------- 290 .
Pallavolo (6 persone) ----------------------- 295 .
Camminare ------------------------------------- 360 .
Golf ------------------------------------- 390 .
Danza veloce ------------------------------ 475 .
Tennis ------------------------------------- 505 .
Falciare il prato -------------------------- 515 .
Nuoto lento --------------------------- 595 .

Swimming Fast-----------------------------720.
Weight Training---------------------------850.
See Exercise.

ADKINS DIETA: Vuoi perdere 10 chili in 10 giorni ? Dr. Robert C. Adkins , MD , ha scritto un libro di occhio di apertura " New Diet Revolution Dr. Adkins ' ", a un nuovo modo per perdere peso . Invece di tagliare verso il basso grasso e allentamento delle calorie totali consumate come la maggior parte esperti e medici consigliano di fare ; Dr. Adkins ha un approccio molto diverso . Un modo diverso per bruciare il grasso ! Per masterizzare -ff il grasso , il Dr. Adkins afferma che è necessario prima eliminare i carboidrati dalla vostra dieta . Eliminare i carboidrati come pane, prodotti lattiero-caseari diversi dal formaggio, panna o burro. Eliminare frutta cereali , pasta , patate, prodotti alimentari trasformati, verdure ricche di amido , zucchero e farina bianca . Altri alimenti \ bevande ad alto contenuto di carboidrati e dovrebbe essere evitato sono le barbabietole , carote , caramelle , patatine , cioccolato , mais , crackers, succhi di frutta, hoagies , cibo spazzatura , sciroppo d'acero , melassa , pizze , salatini , riso , bevande gassate e patate dolci.

Perché eliminare i carboidrati ?

Quando si taglia di nuovo sul consumo di carboidrati , questo consuma glicogeno del vostro corpo , che è un amido immagazzinato nei muscoli e nel fegato . Quando non c'è più glicogeno , il corpo poi brucia il suo FAT PROPRIO PER CARBURANTE !

Burn- off il grasso e perdere quei fastidiosi chili di troppo ! Quali alimenti si può mangiare su una dieta di carboidrati restrittiva ? Secondo il libro del Dr. Adkin , mangiare cibi ricchi di carboidrati a basso o nullo , come formaggio e uova . Mangiare grassi che comprendono burro , olio d'oliva e maionese in quantità ragionevoli . Mangiare pesce , pollame , carne e frutti di mare . Vivamente vi consiglio di leggere il Dott. Adkins libro e poi consultare il vostro medico di questa dieta .

Come faccio a sapere se questa dieta funziona per me?

Vai al tuo negozio locale di droga o negozio di alimentari e acquistare una bottiglia di Ames Ketostix # 2880P (50 strisce) . Si tratta di strisce reagenti per analisi delle urine . Che cosa stai cercando o vuoi è chetosi . La striscia girerà colori più scuri a seconda del chetoni presente. Il più scuro il colore del metabolismo più grasso si svolge. Funziona particolarmente meglio con un piano di esercizio di routine in congiunzione con la dieta carboidrati restrittiva . L'autore ha provato questa dieta e ha perso 5 chili in una settimana!

* Chetone - Una sostanza che di solito non è dannoso quando si trovano in piccole quantità nelle urine. Questo potrebbe accadere in dieta e quando identificato , ti dà informazioni sul metabolismo dei carboidrati e dei grassi.

* Chetosi - Un accumulo patologico di corpi chetonici nel corpo.

ATTENZIONE : I diabetici devono consultare il loro medico . Io consiglio vivamente a tutti di leggere il Dott. Adkins libro prima di considerare questa dieta .

GERMOGLI DI ERBA MEDICA: Germogli di erba medica fornire solo 10 calorie per tazza , senza grassi e hanno solo una traccia di sodio . Anche se i germogli di erba medica sono a basso contenuto di proteine , è uno degli alimenti più ricchi di contenuto di minerali . L'erba medica è un aiuto nella perdita di peso . Germogli di erba medica occupano spazio nel tuo stomaco , fornendo fibra. L'erba medica è una fonte eccellente di clorofilla (deodorante della natura), che è pensato per avere azione antibatterica . Esso può anche aiutare a guarire le ferite . In forma supplementare di erba medica può aiutare a ridurre il corpo e l'odore respiro. Quando lo shopping per l'erba medica al supermercato , i migliori germogli di erba medica di degustazione sono da 2 a 2 1/2 pollici di lunghezza . Vedere Giardini Alive nella sezione POC .

AMMINOACIDA: Gli aminoacidi sono i "mattoni" delle proteine . I 22 amminoacidi conosciuti sono di vitale importanza per la salute perché contribuiscono a costruire , riparare , rinnovare e fornire una fonte di energia . Se qualsiasi amminoacido è bassa o mancante , l'efficacia di tutti gli altri sarà ridotto e deve essere ottenuto da alimenti o integratori . Dei 22 amminoacidi conosciuti , otto di loro non sono prodotti dal corpo . Qui ci sono sette di loro : isoleucina , leucina, lisina , fenilalanina , Theronine , triptofano e valina . Ecco alcuni aminoacidi e quello che fanno per voi :

Carnitina : carnitina può aiutare nella ripartizione dei grassi in modo che possano essere utilizzati come energia per il corpo . Carnitina è un fattore nel fare muscoli operare alla migliore livello di forza .

Cisteina : La cisteina è la principale fonte di zolfo . Lo zolfo aiuta a disintossicare il corpo , promuovere una migliore guarigione e aumentare la resistenza alle malattie . Cisteina è importante per la crescita di unghie, pelle e capelli .

Metionina : La metionina è creduto per aiutare a pulire il fegato ei reni , controllare il colesterolo e lavare rifiuti tossici . Metionina aiuta a rafforzare le unghie e migliorare la flessibilità e il tono della pelle.

Ornitina : ornitina aiuta a stimolare il sistema immunitario . Ornitina sembra anche svolgere un ruolo nel corpo di energia .

Taurina : La taurina potrebbe contribuire a ritardare lo sviluppo di ipertensione . La taurina aiuta a rafforzare schemi delle onde cerebrali . La taurina aiuta ad aumentare i globuli bianchi che combattono le infezioni .

Per una grande fonte di aminoacidi , vedi Scienza Salute nella sezione POC e vedere aceto di mele .

Seguire il dosaggio e le istruzioni riportate sull'etichetta e secondo le istruzioni del medico consigliato.

AMISH ALIMENTI PERDITA DO PESO E SPURGATUBI CANCRO: Avete mai conosciuto una persona Amish di essere in sovrappeso o si ammalano di cancro? Nemmeno io. Credo che ho parlato in dettaglio di tutte o la maggior parte di questi alimenti sani in 667 pagine Gettysburg Programma. Qui ci sono i cibi che aiutano a filo cancerogeni (agenti cancerogeni) dal tuo corpo e combatti tumori specifici da ottenere andare. Inoltre sono anche molto per aiutarvi a raggiungere i vostri obiettivi di perdita di peso:

a) **Fagioli** = tumore del colon
b) **Barbabietole** = tumore del collo dell'utero
c) **Blackberry Tea** = generale
d) **Broccoli** = generale
e) **Cavolini di Bruxelles** = generale
f) **Cavolo** = generale
g) **Carote** = tumore del colon
h) **Cavolfiore** = cancro al seno e generale
i) **Erba cipollina** = cancro allo stomaco
j) **Aglio** = stomaco e il cancro del colon
k) **Porri** = cancro allo stomaco
l) **Cipolle** = cancro allo stomaco e generale

m) Pere = tumore del colon

n) Ravanelli = generale

o) Scalogno = cancro allo stomaco

p) Spinaci = cancro ai polmoni e generale

q) Patate dolci = generale

r) Pomodori = stomaco, pancreas e generale

e) Vitamina C = bocca, esofago e stomaco tumori

ANGSTROM MINERALI INDIO: Sentirete parlare di me "The Missing minerale traccia che guarisce - indio". Smetti di giocare e di andare a quel segmento prima di andare avanti. OK, sei pronto? Andiamo avanti-avanti con Angstrom Minerali indio.

Indio, un minerale molto raro, è stato originariamente brevettato nel 1980 ed incontra GRAS del FDA (Generally Recognized As Safe). FDA stato studi ci vorrebbero 20.000 volte la dose normale fare del male a un essere umano. Studi di indio dal Dott. Henry Schroder indicati:

a) Tracce Di Minerali: indio aiuta il corpo ad assorbire i minerali più traccia. Così relativa ad una mente sana e corpo.

b) Anti - Cancro: Indio supplementazione ha causato una minore incidenza di tumori . Indio è risultato altamente anti - cancerogene (anti - cancro) . Indio inibito la crescita di MCF -7 (carcinoma cervicale) . I tumori carcinoidi e del pancreas sono stati trattati utilizzando indio .

c) Perdita Di Peso: indio aiuta con la perdita di peso per avere benefici effetti sulla tiroide , che è direttamente collegata al fuorigiri -up il metabolismo .

d) Durata Della Vita: Gli Stati Uniti si classifica 17 ° nel mondo , quando la durata della vita . Indio potrebbe avere gli americani vivono più a lungo , offrono salute vibrante , dare agli anziani una vita indipendente rispetto vive malaticci in case di cura .

e) Glaucoma: Indio è usato nel trattamento del glaucoma . Esso aiuta a ridurre la pressione del bulbo oculare di ben il 10 a 35 per cento .

f) Pressione Sanguigna: Il killer silenzioso - la pressione alta , ha più di 125 milioni + americani nella sua morsa mortale . E la maggior parte degli americani non hanno idea la loro pressione sanguigna è pericolosamente alto . Indio con un supplemento di cromo è notato per abbassare la pressione alta (ipertensione) . E indio è anche noto per aumentare la pressione sanguigna per coloro che soffrono di pressione bassa (ipotensione)

g) Diabete: Questo incredibile minerale sano - L'indio è stato utilizzato per abbassare o eliminare tutti insieme drasticamente , il farmaco insulina per i diabetici tipo 2 . Ed è nota per dimostrare i suoi modi di guarigione in appena il molto prima giornata .

h) Malattia Di Alzheimer: Società di L'austriaco morbo di Alzheimer ha condotto uno studio e ha scoperto che il 35 % di miglioramento nel gruppo prendendo indio . I miglioramenti nei pazienti del Alzheimer inclusi migliore comportamento normale , migliore memoria a breve termine , una migliore capacità di resistenza , e più importante , alcuni pazienti che erano già indipendenti , ritornato allo stato di auto-cura .

Nota : I benefici a lungo termine di indio include (ma non solo) sono il miglioramento ADD , i segni visibili dell'invecchiamento ridotto , l'autismo , la pressione sanguigna più bassa , rimedio allo stress , gli aiuti in perdita di peso , ...

ALIMENTI ANTI FAT: Secondo Isabelle Martin , autore di alimenti che ti fanno perdere peso o calorie negative , i seguenti alimenti possono essere etichettati come alimenti anti - grasso, perché si bruciano tante calorie quanto forniscono . Questi alimenti contengono 75-95 per cento di acqua e una media di 25 calorie di un grammo . Allora, cosa stai aspettando , mangiare !

Alimenti Anti - Grasso: carciofo , asparagi , bietole, broccoli, cavolfiori , sedano , radicchio, cetrioli , tarassaco, indivia, fagiolini , peperoni verdi , cavolo verde , Rafano , lattuga , cipolla, ravanello , spinaci , bietole, rape , crescione e Zucchini .

È un dato di fatto , la maggior parte della frutta e della verdura in EAT veri (667 - pagina Gettysburg Program) può essere considerato CIBI GRASSI DI LOTTA , a patto che la vostra dieta è povera di grassi e consistono dei cibi elencati sopra . Le verdure e la frutta in questa sezione sono tutti molto basso contenuto di grassi e di fornire un diluvio di altri benefici per la salute per voi e ora è un buon investimento sano per il vostro futuro . Una dieta sana , bere buono, pulito , acqua priva di contaminanti ed esercizio fisico vanno mano nella mano .
AVVERTENZA: Consultare il medico prima di qualsiasi dieta o esercizio fisico.

SPEZIE ANTI-GRASSO: Spezie stimolano i succhi gastrici e contribuiscono alla alla distruzione della FAT . Senape piccante , in particolare, può accelerare temporaneamente il metabolismo quanto più 7-8 ore. La ricerca ha indicato che i tassi metabolici va su dieci (10) per cento dopo un pasto . Questo è chiamato " effetto termico " . Minore è il contenuto di grassi più alta la " effetto termico " . Questo " effetto termico " può raddoppiare se si fa un po 'di esercizio di luce una mezz'ora dopo aver mangiato . Uno studio condotto presso la Stanford University ha dimostrato che l'esercizio fisico leggero bruciato 2000 calorie a settimana , accelera la perdita di peso ed è un bene per il tuo cuore .

SPEZIE ANTI-GRASSO: Basilico, chiodi di garofano, finocchio , aglio , menta , prezzemolo, salvia , santoreggia , dragoncello e timo.

ACETO DI MELE (AM): Nel 5000 AC , i Babilonesi fermentare i frutti della palma da datteri . Questo aceto data è stato accreditato per avere qualità curative superiori. L'aceto è anche menzionato nella Bibbia (quattro volte nel Vecchio Testamento e quattro volte nel Nuovo Testamento) . Le rivendicazioni di poteri curativi e di restauro di aceto di sidro di mele sono leggendari . Questo favoloso liquido è associato con i credenti che dicono che può allungare la vita , migliorare l'udito , poteri mentali e la visione. L'aceto è stato usato migliaia di anni per la medicina popolare , i capelli e la cura della pelle .

Aceto deriva dalla parola francese " vinaigre " - Vin per il vino e per Aigre aspro , così il vino che è andato acida . L'aceto è un liquido acido a base di birra , sidro e vino con un mezzo chiamato fermentazione acetica significato alcool si miscela con l'ossigeno dell'aria . L' alcol viene cambiato in acido acetico e acqua . L' acido acetico dà aceto è gusto unico crostata . Contenuto Aceto ha i nutrienti di base del cibo originale da cui è stato fatto . Ecco un esempio : aceto di mele (AM) è il beta-carotene , pectina , potassio ... Tutti che sono molto benefico per la salute , come annotato in questo libro .

AM è ricco di aminoacidi, enzimi salutari e oligoelementi . Esso contiene più di trenta sostanze nutritive necessarie , una dozzina di minerali e numerose vitamine , acidi essenziali ed enzimi . AM ha un sapore aspro e un acido uccisione germe e pectina per chi cuore sano interessati . AM è una grande fonte di calcio , cloro , fluoro , ferro, magnesio , fosforo , potassio , silicio , sodio e zolfo . Il corpo richiede 22 minerali essenziali per la salute e 19 di loro si trovano in AM ! Potassio in AM è noto per il suo aiuto per la circolazione generale .

Ecco alcuni benefici salutari come conseguenza della presa (AM) :

* **Artrite:** AM con acqua presa al giorno può portare artrite sollievo , aiutando sciogliere depositi di calcio nelle articolazioni e la loro eliminazione attraverso l'escrezione .

* **Potenza Del Cervello:** AM può aumentare la potenza del cervello . Il potassio aiuta a ossigenare il sangue , poiché incrementa la circolazione e aiuta a fluidificare il sangue con conseguente più chiaro il pensiero e la potenza del cervello .

* **Aiuto Digestivo:** AM è un aiuto digestivo naturale , aiuta a mantenere i reni funzionano correttamente , aiuta a prevenire i germi di crescere nelle vie urinarie e della vescica che causa l'infezione e l'infiammazione . AM distrugge i microrganismi , compresi batteri, funghi, virus ..., nonché prevenire veleni di raggiungere il resto del sistema . Due cucchiai di AM per un bicchiere d'acqua ad ogni pasto è utile per mantenere la salute del tratto digestivo , che riflette il vostro all-around di salute .

* **Alta Pressione Sanguigna:** Pressione sanguigna alta , il "killer silenzioso ", può essere contrastata da AM (potassio) per contrastare i danni causati dal sodio . Potassio in AM ferma eccesso di ritenzione di liquidi , e regola l'equilibrio idrico del corpo e aveva bisogno di funzioni muscolari e nervose .

* **Infezione:** Batteri come tutto il resto , necessitano di umidità per sopravvivere . Batteri tira l' umidità fuori di cellule del vostro corpo per la loro sopravvivenza e la crescita . Se la vostra resistenza è bassa e si moltiplicano , si può diventare molto malato e nel peggiore dei casi , la morte . Per aiutare a mantenere l'umidità nelle vostre cellule e mantenere i germi di distanza si trova da loro è una dieta corretta con fonti di potassio . Secondo DC Jarvis , MD , se non vi è sufficiente potassio in ogni cellula del corpo , essa trarrà l' umidità dai batteri , impedendo in tal modo la sua sopravvivenza e il suo potenziale a moltiplicarsi .

* **Deficit Di Sonno:** Secondo un recente studio della Cornell University , più di 50 milioni di americani soffrono di deficit di sonno e la stanchezza da mancanza di sonno . Sedativi , farmaci over-the -counter , stupefacenti , alcool e una combinazione di questi sono ampiamente utilizzati per superare i disturbi del sonno . Vermont medicina popolare ha un trattamento per deficit di sonno . Basta aggiungere tre teaspoonsful di AM ad una tazza di miele . Prendete due teaspoonsful di questa miscela quando si prepara per andare a letto. Si dovrebbe essere addormentato entro 30 minuti . In caso contrario, prendere più di due teaspoonsful e due più ogni volta che si sveglia o hanno difficoltà a dormire .

* **Perdita Di Peso:** AM è stato notato per aiutare a stimolare il metabolismo in marcia alta! AM fornisce potassio che favorisce la reazione chimica corretto nel vostro corpo così come la natura l'acido di aceto migliora alcune condizioni del vostro corpo sono appena a destra per bruciare i grassi! E 'stato osservato che la seguente AM intruglio sopprime anche l'appetito: Aggiungere due cucchiaini di AM per un bicchiere d'acqua per ogni pasto.

Aceto di mele (AM), favorisce la digestione. Aggiungere 1-2 cucchiai di AM in un bicchiere di acqua tiepida. Bevi questo intruglio prima di ogni pasto. E 'estremamente utile per domare che l'appetito e sciogliendo il grasso in eccesso.

Secondo la dieta Research Center in Inghilterra, meglio ridurre e rassodante con AM - miscela di 3 parti AM per 1 parte di olio di mandorle o di oliva - aiuta il corpo a eliminare il grasso in eccesso. Il cocktail AM e miele deve essere assunto tre volte al giorno. (1/2 cucchiaino di miele e 1 cucchiaino di AM in un bicchiere di acqua distillata a temperatura ambiente). È anche raccomandato l'esercizio fisico e mangiare la cose giuste.

Ci sono altri vantaggi di AM. Per un autentico prodotto AM vedi Scienza Salute e Live Prodotti più nella sezione POC.

Vero aceto di sidro di Apple (che è vivo), è un po 'nuvoloso, con sedimento appoggiata sul fondo della bottiglia. NON acquistare l'aceto di marca negozio perché il suo stato attutito dalla pastorizzazione, che diminuisce contenuto di minerali e molti altri benefici per la salute.

100% AM è fatto dalle mele che vengono coltivate in modo biologico certificato. Assicuro si acquista filtrato e non pastorizzato AM. Leggere l'etichetta. Dubito che troverete aceto prodotti sani presso il vostro negozio di alimentari locale.

È possibile acquistare AM molto inferiore nel vostro negozio di alimentari, ma se si vuole la roba buona vedi Scienza Salute e The Family News nella sezione POC.

Se si va a vostri negozi di alimenti naturali, cercare di spettro (non filtrato, organico naturale) AM. Distribuito da Spectrum Naturals, Inc., 133 Copeland Street, Petaluma, CA 94952.

MELEX: "Una mela al giorno toglie il medico di torno ? " La mela può essere il Re del mondo della frutta . Le mele sono stati mangiati dall'uomo almeno dal neolitico , circa 6.000 anni fa. Ci sono diverse migliaia di varietà di mele a causa di innesto , dalla mela selvatica di produrre ceppi che sono meno resistenti alle malattie e le mele che hanno particolari sapori e colori . Due gruppi principali di mele sono dolci e 'per mangiare e le varietà più nitide per la cottura o la preparazione di bevande alcoliche . Le mele sono ricche di molti minerali e le vitamine necessarie e possono aiutare a "Mantenere il medico di torno . " Le mele sono ricche di fibra solubile che ha la capacità di abbassare i livelli di colesterolo nel sangue e abbassare la pressione sanguigna . Le mele aiutano anche a smorzare l' appetito e il succo di mele sono noti per uccidere le malattie infettive.

Secondo il Dr. James Anderson presso l'Università del Kentucky School of Medicine , fibra solubile impedisce morsi della fame dal stabilizzando il livello di zuccheri nel sangue . Le mele hanno praticamente privo di grassi saturi , colesterolo o sodio . Una mela di medie fornisce solo 81 calorie . Le mele contengono pectina per chi cuore sano wannabe . Mangiare una mela prima di andare a dormire . La pectina manterrà i livelli di sostanze chimiche cerebrali stabile per tutta la notte . Ti sveglia felice e riposato !

Secondo gli studi , le mele anche l' aroma può anche calmarti ridurre l'ansia . I succhi di frutta in una mela fresca sono noti per essere forti combattenti virus.

Secondo uno studio condotto presso la Michigan State University , soggetti che hanno mangiato due mele al giorno avevano meno tensione , meno mal di testa e meno frequenti turbamenti emotivi .

Secondo uno studio della Yale University , i ricercatori hanno notato che il profumo di mele speziate prodotto un effetto calmante che aiuta ad abbassare la pressione sanguigna !

Secondo i ricercatori italiani , irlandesi e francesi , le mele aiutano a mantenere sano il sistema cardiovascolare . Mele mettere un dente in colesterolo nel sangue . Un gruppo di ricerca guidato da R. Sable - Amplis all'Università di Paul Sabatier , Istituto di Fisiologia , a Tolosa , era entusiasta di scoprire che le mele innescato una caduta di 28 punti in colesterolo nei criceti normali e di una spettacolare caduta di 52 punti in colesterolo in animali con colesterolo geneticamente alto! Dr. Sable - Amplis ha chiesto un gruppo di 30 di mezza età , uomini e donne sani presso l'università di non cambiare la loro dieta se non per mangiare 2 o 3 mele ogni giorno per un mese .

Entro la fine del mese , le mele abbassano il colesterolo in 24 dei 30 partecipanti e HDL è andato su e LDL è sceso ! Colesterolo di un partecipante si tuffò 30 per cento ! Dr. Sable - Amplis pensa segreto della mela è la pectina , che è una fibra solubile .

Secondo uno studio francese , mangiare due mele al giorno può abbassare il livello di colesterolo di almeno il 10 per cento e di ben il 30 per cento ! Perché ? Le mele e le prugne secche sono ricche di una fibra solubile chiamato pectina . Gli studi rivelano che il consumo di 15 grammi di pectina al giorno per un paio di settimane può portare a una riduzione del 5 per cento del colesterolo sierico totale . Leggi aceto di mele .

Nota: I love mele Granny Smith . Mangio li bello e lento . Come ? Prendo un coltello affilato e tagliare via una piccola sezione alla volta . Questa tecnica ha me a mangiare più lentamente e godendo la mela - così mi riempie . Vedere Conte a 20 .

AROMA TERAPIA: L'odore e il trattamento e la Fondazione per la Ricerca Gusto di Chicago ha dimostrato scientificamente che si possa perdere peso , semplicemente annusando un profumo prima di iniziare un pasto per ingannare il cervello facendogli credere che sei pieno . Odori specifici agiscono sul centro di sazietà nell'ipotalamo . Ipotalamo è l' area del cervello che ti fa sentire piena . I consumatori possono ottenere i benefici di aroma terapia , utilizzando un dispositivo chiamato "Pen sottile . " Queste penne sono disponibili in una serie di tre.

ASPARAGI: L'asparago è senza dubbio uno degli alimenti più sani sulla Terra ! Asparagi fornisce senza grassi , senza colesterolo , e quasi traccia di sodio . Quattro lance di asparagi fornisce solo 13 calorie . L'asparago è così basso contenuto di calorie che si dovrebbe mangiare davvero enormi quantità di essa ad aumentare di peso . L'asparago è pieno di tre elementi nutritivi a base di alimenti che aiutano nella difesa di cancro . Questi elementi sono la vitamina A , vitamina C ed il selenio minerale che sono eccellenti per le sue proprietà antiossidanti . Asparago contiene anche piccole quantità di fibre riduce il colesterolo. L'asparago è ideale per i menu di cuore-sani . Secondo gli studi presso l'Università della California e la Mount Sinai School of Medicine di New York , il consumo di asparagi regolare dimostra una minore incidenza di cancro e malattie cardiache .

FAGIOLI COTTI DIMAGRIMENTO: Ora lasciate che vi parli di un uomo dalla Gran Bretagna che ha perso un sacco di peso mangiando fagioli tutti i giorni . Ventotto anni di età James Skeates da Suffolk , in Inghilterra hanno perso un sacco di peso mangiando fagioli al forno per 02 mesi . " Mi stavo attraverso due lattine al giorno , mangiare loro le mie pause sul lavoro , poi a casa con patate al cartoccio , pane integrale o pasta. Ero mai fame , ma il peso continuava a venire fuori . " Skeates è stato segnalato a pesare -in a 133 chili e 06 mesi più tardi ha perso 38 chili , per un nuovo peso di 95 chili . Con il modo per convertire da chilogrammi in libbre , moltiplicare i chili (kg) da 2.205 che vi darà sterline.

OK OK , lo farò per te .

Skeates inizialmente pesato -in a 133 chili (kg) X 2,205 = £ 293,265 . Mangiava 02 lattine di fagioli al giorno per 06 mesi . Al termine di 06 mesi- lui pesava 95 chili (kg) .

95 chili X 2.205 = £ 209,475 . Così 293,265-209,475 = £ 83,79 . Ha perso £ 83,79 . E se si prende 83.79 □ 2.205 = 38 kg (chilogrammi) .

In ogni caso , in media , Skeates perso 0,4655 £ al giorno o 3,2 £ a settimana o £ 13,965 al mese . Non male . Come raccomandato dai medici , il peso è venuto fuori molto lentamente . L'ultima volta che ho controllato , i medici raccomandano che la dieta perdere circa 02 libbre di una settimana per essere dalla parte molto sicuro .

1 ° Nota : Chilogrammo significa 1.000 grammi . E 01 kg è pari a £ 2,205 .

2 ° Nota: data di notizia - 26 settembre 2007.

BANANE: A banane medie arreda solo 100 calorie , quasi assenza di sodio ed è una fonte modesta di vitamina C. Bananas arredare anche la fibra per il cuore sano interessati e fornisce potassio, che aiuta a controllare la pressione sanguigna . Le banane sono ricche di vitamina B6 che aiuta a prevenire la depressione . Una banana fornisce il 35% del RDA B6 . Mangiare una banana aiuta a combattere i morsi della fame e lascia sensazione soddisfatto e pieno . Banane anche aiutare a rimanere attento ed energico a causa dello zucchero fruttosio , che è racchiuso in fibre e carboidrati viene lentamente rilasciato nel vostro sistema .

Nel 1930 , la letteratura medica ha osservato che le banane sono una cura per le ulcere . Esperimenti con topi , i ricercatori hanno isolato una sostanza chimica in banane mature e acerbe che soppresse la secrezione acida , bloccando in tal modo lo sviluppo di ulcere negli animali .

Squadre moderne di ricercatori britannici e indiani hanno scoperto perché i roditori che mangiano banane finiscono con circa 1/3 meno e ulcere meno gravi . Banane funzionano esattamente come i farmaci più sofisticati (carbenoxolone) , ma senza gli effetti collaterali come la pressione alta . Banane rafforzano le cellule superficiali della mucosa dello stomaco , formando una barriera più robusto contro i succhi nocivi. Linea di fondo i ricercatori britannici : "Il ruolo delle banane in medicina popolare come agente antiulcerogenic , almeno contro le ulcere gastriche , appare giustificato .... " Skeates inizialmente pesato -in a 133 chili (kg) X 2,205 = £ 293,265 . Mangiava 02 lattine di fagioli al giorno per 06 mesi . Al termine di 06 mesi- lui pesava 95 chili (kg) .

95 chili X 2.205 = £ 209,475 . Così 293,265-209,475 = £ 83,79 . Ha perso £ 83,79 . E se si prende 83.79 □ 2.205 = 38 kg (chilogrammi) .

In ogni caso , in media , Skeates perso 0,4655 £ al giorno o 3,2 £ a settimana o £ 13,965 al mese . Non male . Come raccomandato dai medici , il peso è venuto fuori molto lentamente . L'ultima volta che ho controllato , i medici raccomandano che la dieta perdere circa 02 libbre di una settimana per essere dalla parte molto sicuro .

1 ° Nota: Chilogrammo significa 1.000 grammi . E 01 kg è pari a £ 2,205 .

2 ° Nota: data di notizia - 26 settembre 2007.

BEAN DIETA: Secondo Maria Simonson , Ph.D. , Sc.D. , professore emerito e direttore della salute, il peso e lo stress Program presso John Hopkins Medical Institutions di Baltimora, "Se continui fagioli nella vostra dieta , ti perdere più peso , e perderai più veloce " . Questo perché i fagioli , che sono molto poveri di grassi e calorie , ti danno una sensazione di pienezza che può durare fino a quattro ore più di pasti senza fagioli ".

FAGIOLI: I fagioli sono ricchi di fibre , povera di grassi, basso contenuto di sodio , a basso contenuto di colesterolo e ricco di vitamine , minerali e modo di madre natura di fornire proteine di origine vegetale. I fagioli sono fonte di fibra solubile in acqua , che aiuta ad abbassare BAD bassa densità lipo -proteine (LDL) , ricco di vitamine B, acido folico e minerali di rame , ferro, magnesio , potassio e zinco . I fagioli sono fonte economica (centesimi per libbra) di deliziosi nutrizione . Fagioli hanno dimostrato di abbassare il colesterolo .

Secondo gli studi presso l'Università del Kentucky , Università del Minnesota e studi nei Paesi Bassi , i fagioli consumati su base regolare può abbassare il colesterolo .

Presso l'Università del Kentucky , il Dr. James Anderson , prescrive regolarmente fagioli secchi - una tazza di pinto cotto o fagioli navy al giorno - per abbassare il colesterolo nel sangue . Dr. Anderson ha documentato che i livelli di colesterolo calo in media del diciannove per cento , anche con gli uomini con conta -over estremamente elevati di colesterolo 260 milligrammi per decilitro . Un uomo che ha portato la sua colesterolo basso 274-190 ; un altro partecipante abbassò la 218-167 ! I fagioli sono stati notati a spazzare il colesterolo cattivo LDL dal sangue e migliorato la critica necessaria colesterolo buono HDL . Fagiolo dieta del dottor Anderson ha migliorato il rapporto tra una media del 17 per cento ! Numeri potenzialmente salva-vita , uh !

I fagioli sono considerati buone scommesse come preventers cancro . Fagioli sono portatori concentrate di inibitori di proteasi che sono enzimi che possono contrastare l'attivazione di composti cancerogeni nell'intestino .

Gli inibitori della proteasi possono disattivare oncogenies che sono vettori che si trovano in ogni cellula normale che quando attivato può portare al cancro . I fagioli sono ricchi di composti chiamati lignani che sono antitumorale in proprio e sono convertiti dai batteri del colon in sostanze simili agli ormoni che secondo alcuni scienziati potrebbe aiutare a combattere al seno e al colon.

Secondo i ricercatori del Dipartimento di Scienze Nutrizionali , University of California , Berkeley , i fagioli sono buoni per il vostro colon perché contribuiscono ad aumentare "output fecale ", che viene osservato come un segno di buona salute e aiuta ad alleviare i sintomi e ridurre le probabilità di cancro del colon o del retto , malattia diverticolare , emorroidi e irregolarità intestinali.

"Output fecale" apparve anche a stimolare i batteri del colon a buttare fuori prodotti chimici chiamati acidi grassi a catena corta volatili, che aiutano a ridurre il colesterolo nel sangue, pressione del sangue e può inibire il cancro al colon. Vedere Bean dieta e fagioli al forno perdita di peso. Vedere Arrowhead Mills e Akpharma nella sezione POC.

PEPERRONI: Peperoni sono alcuni degli alimenti più nutrienti disponibili . Una mezza tazza di peperone crudo fornisce solo 12 calorie . Un peperone media campana fornisce più vitamina C di una tazza di succo d'arancia . Peperoni sono ricchi di vitamina A per aiutare a resistere alle infezioni . La vitamina B è fornito per aiutare assorbire le sostanze nutritive nei prodotti alimentari , nonché contribuendo a migliorare il metabolismo. Quando peperoni sono maturi , diventano più dolci . Coppia peperoni possono essere arancione , viola , rosso e giallo . Viola peperoni possono perdere il loro colore durante la cottura . Secondo la mia ricerca , peperoni verdi sono giunti a maturazione del vegetale .

FRUTTI: Se stai guardando il vostro peso , provate a mangiare alcuni frutti di bosco . Le bacche sono a basso contenuto calorico - dolci basso contenuto di grassi , che hanno pochissimo sodio , una grande fonte di potassio e di forniture di fibra che ti aiuta a assorbire meno delle calorie che si mangia . Le bacche sono anche un aiuto nel miglioramento della pressione arteriosa . Una tazza di fragole ha il più basso numero di solo 45 calorie e una tazza di mirtilli ha il più alto numero di 81 calorie . Il conteggio delle calorie per i lamponi e more sono compresi tra questi due molto prelibatezze. Bacche hanno zucchero naturale fruttosio per soddisfare la vostra dolce - desiderio , quindi un aiuto per la perdita di peso !

Lo sapevate che i mirtilli sono un rimedio comune popolare svedese per la diarrea ? In Svezia , la zuppa di mirtilli essiccati è stato utilizzato dai medici per il trattamento di diarrea infantile . Secondo Finn Sandberg , professore di farmacologia all'Università di Uppsala Biomedical Center di Svezia , da 5 a 10 grammi (1/3 di oncia) di mirtilli secchi è il dosaggio per la diarrea.

Perché i mirtilli funzionano così bene contro la diarrea ? I mirtilli contengono elevate concentrazioni di composti che uccidono sia i batteri e virus ! Nei test canadesi , mirtilli schiacciati distrutto quasi il 100 per cento dei virus della polio entro 24 ore , anche quando i mirtilli sono stati diluiti 10 volte!

Secondo il Dr. Amr Abdel - Fattah Ismail , ex fisiologo vegetale con gli Stati Uniti Dipartimento di Agricoltura e ora vicepresidente del Maine Wild Blueberry Company, afferma che la minestra mirtillo è un popolare rimedio freddo sulle piste europee .

MANGIARE TROPPO: Secondo Adam Drewnowski , Ph.D. , direttore del Programma di Nutrizione Umana presso l'Università del Michigan ad Ann Arbor , Michigan , di solito ci sono due trigger ad un abbuffate : " O sei a dieta e il vostro il corpo ha bisogno di cibo in più o mangiare troppo , perché si sta cercando di sopprimere alcuni emotivo -stress , solitudine, depressione o rabbia " .

Formare una Antibinge Hotline di almeno sei amici che puoi chiamare quando si è soli o annoiato , afferma Dr Scher , Ph.D. , direttore della formazione per la Graduate Hospital Disturbi servizio a Philadelphia .

ALIMENTI GONFIORE: Secondo il dottor Elson M. Haas , autore di La dieta falso grasso , dice che alcuni alimenti fanno sembrare grassa . Essi gonfiare in su , gonfiano in su , ... Potrai guardare più grande di quello che sei veramente nel mento , fianchi , pancia , cosce , ... Egli chiama questi alimenti gonfiore della " Sensitive Sette ", che sono di mais , prodotti lattiero-caseari , uova , arachidi , soia , zucchero e grano. Scarica il libro per capire meglio il "Sensitive Sette. "

INDICE DI MASSA CORPOREA (IDMC): Che cosa è indice di massa corporea (IDMC) ? Qui di seguito è la formula .

SEI OBESO ?
INDICE DI MASSA CORPOREA (IDMC) FORMULA

Come calcolare il proprio indice di massa corporea .

FASE UNO: Moltiplicare il vostro peso in chili per 0,45 per ottenere chilogrammi .
Esempio : £ 140 X 0,45 = 63 kg.

FASE DUE: Moltiplica la tua altezza in centimetri da 0.025 metri per arrivare .
Esempio: 67 pollici x 0,025 = 1,675 metri

TERZA FASE: Piazza la risposta in FASE DUE per ottenere la misura dell'altezza in metri .
Esempio : 1.675 X 1.675 = 2.805

FASE QUATTRO: Dividere il peso in kg (FASE UNO) per l'altezza in metri (FASE TRE) .
Esempio : 63 diviso per 2.805 = 22,45 .

RISULTATI E RACCOMANDAZIONI: Un IDMC di 19-25 è sano .
Un IDMC di 27 a 30 significa che sono a rischio e si consiglia di perdere peso (consultare il medico) .

NOTA: IDMC è una misura standard di grasso corporeo utilizzati per monitorare l'obesità .

PANE: Pane integrale fornisce circa 70 calorie per porzione. Pane è una fonte naturale di fibre e carboidrati complessi e fornisce proteine . Pane in sé non fa ingrassare , è il burro , crema di formaggio, margarina , maionese ... che si mette su di esso . Pane può essere un aiuto per la perdita di peso ! Secondo il Dott. Bjarne Jacobsen , uno scienziato norvegese , le persone che mangiavano meno di due fette di pane su una base quotidiana , pesava 11 £ più grandi mangiatori di pane . Secondo i ricercatori della Michigan State University , alcuni tipi di pane in realtà ridurre il vostro appetito ! Gli studenti che hanno mangiato 12 fette di scuro , pane ricco di fibre (pane di segale , grano intero , cereali misti , farina d'avena ...) ha perso cinque chili in due mesi rispetto agli studenti che mangiavano pane bianco che erano più fame , mangiavano più cibi da ingrasso e non persero peso!

ATTENZIONE: Si precisa che un alimento falso è farina bianca . Circa il 98 % di pane , frittelle , dolci, spaghetti, sono fatti con farina bianca . Alcuni di questi prodotti sono color caramello per farti pensare che stai mangiando prodotti 100% di grano integrale . Leggere gli ingredienti o fare il vostro proprio pane , frittelle , pasta ... Leggere i dati importanti sotto!

Secondo un rapporto speciale da Vita -Mix , rispetto al frumento integrale, pane bianco manca :
* 72 % di cromo * 78 % di vitamina B -6
* 78 % di fibre alimentari * 96 % di vitamina E
* 50 % di acido folico * 62 % di Zinco
* 72 % di magnesio * molti fitochimici

I nutrienti mancanti in pane bianco sono fondamentali per :
* Controllo dell'appetito
* La comunicazione cellulare
* Lo sviluppo del cervello del feto
* La funzione immunitaria
* Prevenire i radicali liberi
* E 500 altre funzioni del corpo

RESPIRAZIONE: Respirazione aiuta a bruciare calorie . Quando si esercita non solo stai entusiasmando -up il vostro metabolismo , lavorare tutti i muscoli , si sta respirando . Che l'ossigeno è come un combustibile per il fuoco per aiutare a bruciare il grasso . Proprio come un vero fuoco , il corpo ha bisogno di calore , - carburante - e l'ossigeno per bruciare il grasso - devi respirare . Una signora (ho dimenticato il suo nome) programmi commerciali televisivi , offre un programma di perdita di peso con l'esercizio in combinazione con esercizi di respirazione profonda . Vedere speciale esercizio di respirazione e High Altitude dieta dimagrante .

BROCCOLI: Sapevate broccoli è vegetale preferito d'America ? Un gambo di broccoli cotti fornisce solo 45 calorie e 0,2 grammi di grassi . Secondo il Dipartimento dell'Agricoltura degli Stati Uniti , broccoli è la principale fonte di fibra alimentare , ricco di potassio , fornisce vitamina B , a basso contenuto di grassi e anche di calcio (per le ossa e denti forti) . Broccoli è nota per le sue proprietà anticancro (chemoprotectant) . Broccoli può essere il numero uno di verdure lotta contro il cancro . I ricercatori della Johns Hopkins di Medicina di Baltimora hanno isolato una sostanza ' chemoprotectant ' chiamato sulforafano , che è stato identificato nei broccoli . Sulforafano può essere il più potente cancro proteggere agente ad oggi! Sulforafano in realtà stimola le cellule del corpo di produrre enzimi lotta contro il cancro . Altri prodotti chimici di lotta contro il cancro sono indoli , carotene e vitamina C. Broccoli è nota per aiutare a filo di grasso dal vostro sistema .

BROMELINA: La bromelina è un enzima naturale che si trova in ananas . Questo nutriente aumenta la capacità del corpo di abbattere i grassi e le proteine che promuovono il metabolismo del corpo ! Vedere Ananas .
Seguire il dosaggio e le istruzioni riportate sull'etichetta e secondo le istruzioni del medico consigliato.

CAVOLI DI BRUXELLES: una mezza tazza di cavoletti di Bruxelles crudi forniscono solo una ventina di calorie, mentre una mezza tazza di cavolini di Bruxelles cotti fornisce 30 calorie . Un membro della famiglia di verdure crocifere (broccoli , cavoli, cavolfiori) , cavolini di Bruxelles può riempire voi e aiutare a perdere peso . Una tazza cotto di questo gustoso trattare è ricco di vitamina C , fornisce una buona percentuale di vitamina A , ferro, potassio , riboflavina e ricco di proteine . Cavolini di Bruxelles sono molto povera di grassi e di sodio e forniscono fibre .

Cavolini di Bruxelles sono una buona scommessa per inibire il cancro , in particolare del colon e dello stomaco . Secondo al 1978 lo studio del Dr. Saxon Graham a Buffalo, New York , cavolini di Bruxelles sono emersi (insieme con cavoli e broccoli), come sospeso nel salvare vite umane di cancro al colon !

Secondo uno studio condotto in Norvegia , mangiare più verdure crocifere , tra cui i cavolini di Bruxelles possono sopprimere le escrescenze precancerose nel colon chiamate polipi in cui il cancro inizialmente superfici . Cavolini di Bruxelles e altre verdure crocifere possono anche ridurre il rischio di vescica , dell'esofago , del polmone , del retto , dello stomaco e del retto !

CAVOLO: Una tazza di crudo , cavolo tagliuzzato grossolanamente fornisce solo 15 calorie , mentre una tazza di cavolo cotto è solo 29 calorie , 0,1 grammi di grassi e basso contenuto di sodio . Cavolo crudo è ricco di vitamina C e di potassio . Cavolo è noto per ridurre il rischio di cancro del tratto gastrointestinale e respiratorio . Cavolo stimola il sistema immunitario e uccide i batteri e virus . Cavolo è anche noto per aiutare il grasso scovare il vostro sistema . Cavolo impedisce anche e guarisce le ulcere secondo gli studi presso la Stanford University School of Medicine .

Questo stesso studio ha trovato che un litro di succo di cavolo al giorno guarito ulcere 83 % più veloce di trattamenti standard che producono risultati in tre settimane o meno . Questi stessi vantaggi di cavolo si possono trovare in altre verdure come cavoli cavolini di Bruxelles (cavolo in miniatura) , cavolfiori , rape , cavoli , broccoli , cinese broccoli e cavolo cinese . Studi in Grecia , Giappone e Stati Uniti hanno indicato che le persone che mangiano la più cavolo hanno non solo il cancro del colon, ma almeno anche i tassi di mortalità più bassi.

Secondo A.M. Liebstein , MD " cavolo è terapeuticamente efficace in condizioni di asma, cancro , malattie degli occhi , cancrena , gotta, piorrea , reumatismi , lo scorbuto , tubercolosi ... Cavolo è eccellente come agente vitalizzante , purificatore del sangue e anti -scorbutico . "

Nel 1931 , uno scienziato tedesco a sperimentare con radiazioni mortali notato che i conigli sono sopravvissuti una dose letale di radiazioni se mangiavano foglie di cavolo prima dell'esposizione . Scienziato francese è giunto alla stessa conclusione nel 1950 gli studi . Nel 1959 , due forze armate statunitensi ricercatori hanno alimentato a dadini cavolo crudo (con broccoli e bietole) per le cavie , prima e dopo aver dato loro 400 rad di raggi X tutto il corpo mortale . Tutte le cavie che non sono stati alimentati con verdure sono morti entro 15 giorni e più della metà di queste cavie pre -fed verdure sono sopravvissuti ! Le cavie che sono stati alimentati verdure dopo l' esposizione alle radiazioni vissuto più a lungo . Si è concluso che quelle cavie alimentate cavoli e broccoli , prima e dopo la loro esposizione alle radiazioni sono stati i più probabilità di sopravvivere . Barbabietole dimostrato di non avere effetto .

CANDIDA LIEVITO: Sei sempre malato , stanco e overweigh ? Può essere un problema sconosciuto chiamato lievito candida o candida albicans . Candida lievito sono funghi unicellulari che causano la malattia .

Vivono nel vostro corpo come il vostro intestino e tutta la tua tatto digestivo . Quando fuori controllo , lievito candida è legata al gonfiore, stanchezza , indigestione , dolori articolari , dolori mestruali , ... Quando lievito candida è consentito di moltiplicare , emettono tossine che circolano ovunque e causano la malattia , anche l'aumento di peso . Quando il lievito cresce senza controllo il vostro sistema immunitario è il principale difesa cercando di proteggerti . Ma nella guerra tra il sistema immunitario e difendere il lievito candida , il sistema immunitario è indebolito , che possono causare a diventare più malato .

Quali sono le cause lievito candida a crescere in maniera incontrollata ? Perché sono persone malate , stanco e in sovrappeso ? Le cause sono:

* American Standard Dieta (trasformati - cibi raffinati)
* Cibi raffinati ricchi di zucchero e il lievito
* La pillola anticoncezionale
* Farmaci antibiotici (uccide i batteri buoni)
* Sistema immunitario indebolito
* Gravidanza
* I cambiamenti ormonali

Quindi, cosa possiamo fare per combattere l'infezione del lievito candida? Lievito vive di alimenti a base di lievito come pane , prodotti alimentari trasformati che hanno lo zucchero e la farina e alimenti conservati come il formaggio (muffe) . Quindi, cambiare la vostra dieta, come :

* Stare lontano da alimenti trasformati.
* Mangiare frutta fresca .
* Mangiare verdure fresche (senza funghi - funghi) .
* Mangiare pesce (basso contenuto di grassi) .
* Mangiare pollo (a basso contenuto di grassi) .
* Mangiare uova (senza zucchero) .
* Non abusare di antibiotici .

Consultare il medico e ottenere il libro Il collegamento del lievito da William G. Crook , MD

SCATOLA DI SARDINE: sardine sott'olio sono una delle mie preferite cibi gustosi e possono essere di grande aiuto per aiutare i vostri obiettivi di perdita di peso . Ecco una citazione da Muscle Mag (dicembre 2009) : . "Pesante quando si tratta di acidi grassi omega- 3 Questi grassi " Phat ' sono stati trovati per stimolare la combustione dei grassi in modo da cadere più grasso , e gli aiuti nel difendersi da una serie di malattie quasi bibliche in ambito - il cancro , il diabete , il morbo di Alzheimer e le malattie cardiache , per citarne alcuni meglio di tutti sono ridicolmente basso costo " . .

Amo sardine e qui sono i marchi 03 che mangio :
- Scogliera Spiaggia Sardine (in olio di soia) (senza carboidrati e senza zuccheri)

- Brunswick (Sardine in olio di oliva) (senza carboidrati e senza zuccheri)

- Re Oscar (in olio extra vergine d'oliva) (senza carboidrati e senza zuccheri)

Nota: una scatola di sardine ha una lunga durata di conservazione di circa 05 anni- , così magazzino - up quando vanno in vendita .

PEPE DI CAIENNA: parti di erbe sono presi da bacche e frutti . Esso agisce come un catalizzatore per le erbe e fornisce apsaicine , capsacutin , la capsaicina , capsanthine , Capsico , PABA e vitamine A, B1 , B2 , B3 , B5 , B6 , B9 , C (fonte ricca) , E, acido ascorbico , calcio , dihydrocapsaicin , homocapsaicin , homodihydrocapsaicin , ferro, magnesio , fosforo , potassio , selenio , zolfo e zinco. Capsicum è la fonte di oltre 100 varietà di pepe di Caienna , dalle gamme di calore di paprika dolce alla habanera estremamente caldo . E 'stato usato per scopi medicinali per migliaia di anni ! Capsicum aiuta la digestione , migliora la circolazione e si arresta l'emorragia da ulcera .

Si fa notare per essere anche un bene per i reni , polmoni , milza , pancreas , cuore e stomaco . E 'anche noto per contribuire a porre rimedio a stanchezza cronica , depressione , ulcere gastriche e prostrazione . Unguenti per la pelle che contengono capsaicina sono stati notati per alleviare in modo significativo il dolore di artrite , herpes zoster e la neuropatia diabetica (provoca dolore e formicolio alle gambe) . La capsaicina è nota per esaurire sostanza -P , un neuropeptide prodotto dai nervi che portano la sensazione di dolore . Troverete molti prodotti nuovi antidolorifici sul mercato contenenti peperoncino - capsaicina ! La maggior parte erborista hanno notato che il pepe di Caienna ferma l'emorragia !

Di seguito è riportato un elenco di peperone e le loro misure in Scoville Heat Units (SHU) . Pepe di cayenna più attuale è valutato tra le 30.000 e le 80.000 unità di Scoville Heat. Cayenne si riferisce solo ad una varietà di peperoni. TUTTI I peperoncini sono capsico .
* Paprika - 0 Scoville Heat Units .
* Jalapeno - da 50.000 a 80.000 unità di Scoville Heat.
* Serrano - 100.000 Scoville Heat Units .
* Uccello africano - 200.000 Scoville Heat Units .
* Habaneras messicani - 250.000 a 300.000 Scoville Heat Units (HOT! !) .

I ricercatori in Gran Bretagna e il Giappone hanno scoperto che cayenna può indurre il corpo a bruciare fino al 25 % di calorie in un giorno rispetto al normale !

Cayenne ha la capacità di una sostanza chimica esaurire nei nervi dolore di trasmissione noti come sostanza -P . Ecco perché vedrete prodotti stupefacenti da aziende in Sezione POC che hanno capsaicina come uno degli ingredienti .

Cayenne è in fase di test come un all-around - analgesico antidolorifico ! Secondo Thomas Barks , Ph.D. , capo del Dipartimento di Farmacologia presso la University of Arizona Health Sciences Center di Tucson , una singola iniezione di capsaicina combatte alcuni tipi di dolore cronico in cavie per settimane! Strofinando un unguento di capsaicina sulla pelle , in realtà intorpidisce il dolore a livello locale !

Nel suo libro , lasciato per morto , Richard Quinn l'autrice , racconta una storia vera affascinante. Egli è stato colpito con un attacco di cuore che è stato seguito da un intervento chirurgico di bypass . La chirurgia di bypass è stato supponiamo di " farlo come nuovo . " Beh, non lo fece, e il suo cardiologo ha dichiarato, " non vi è nulla di più che possiamo fare . " Dopo mesi di moping , Richard Quinn ha qualche consiglio da un amico . Richard ha acquistato solo 69 centesimi di pepe di cayenna (rosso) , riempito diverse capsule e li inghiottì ! La mattina dopo , Richard Quinn si alzò e spalato 4 metri di neve bagnata dal suo portico 28 piedi ! Questo è accaduto nel 1980 . Richard Quinn ha studiato i valori medicinali di erbe e ha lanciato la sua compagnia "Cuore Foods Company Inc. " Letto il libro di Richard Quinn , Left for Dead presso la vostra libreria , acquistarlo presso la vostra libreria o ordinare da RF Quinn Publishing Company chiamando 1-800-283-3998 o 1-612-924-3525 . Il suo libro è ricco di informazioni sui pepe di cayenna e altre erbe .

I thailandesi (Thailandia) uso capsico peperoncino come condimento e come antipasto con i loro pasti . Il loro sangue è intriso di composti peperoncino più volte al giorno . Thais medici hanno da tempo accreditata consumo regolare di peperoncino , come la ragione che tromboembolia (coaguli di sangue potenzialmente letali) sono rari tra i thailandesi rispetto agli americani !

Ricercatori tedeschi già nel 1965 hanno trovato peperoncino benefico per il sangue come un fibrinolitico (didissoluzione) stimolante . Dopo ulteriori test , Sukoon Visudhiphan , MD ed i suoi colleghi presso l' ospedale Siriraj di Bangkok ha suggerito che la frequente stimolazione del meccanismo didissoluzione dal peperoncino aiuta a mantenere i thailandesi immune da tromboembolia (coaguli di sangue pericolo di vita)!

VEDERE Cuore Foods Company Inc. , Sato farmaceutica , americano botanico Farmacia, erbe benedette , Frontier Erbe Cooperativa , Starwest Botanicals Inc. , e Università di Guarigione Naturale Inc. , nella sezione POC .

Sono stato vero conservatore sui potenziali qualità curative di peperone \ pepe di Caienna . Un libro che soffia davvero il coperchio il potenziale di questa erba e molte altre erbe , così come l'intera industria a base di erbe si chiama " Cure dal Ultima Chance Clinic ! " DOVETE VEDERE Università di guarigione naturale , Inc. , nella sezione POC così come Old Well Corporation !

AVVERTENZA: Mangiare grandi quantità di capsaicina \ cayenne non è consigliato a chi soffre di ulcere ed emorroidi . Mangiare grandi quantità di peperoncino da uomini in India è stato collegato a un studio del 1987 a più alti tassi di cancro della cavità orale , esofago , laringe e faringe .

Tuttavia, secondo il dottor Terry Laesione , University of Nebraska Medical Center , piccole dosi di capsaicina in realtà agiscono come antiossidanti per bloccare i danni delle cellule e può aiutare a prevenire il cancro . Alte dosi e basse dosi di uno stesso prodotto chimico può avere l'effetto opposto nella lotta contro il cancro .
Seguire il dosaggio e le istruzioni riportate sull'etichetta e secondo le istruzioni del medico consigliato.

CARBOIDRATI VERSUS DIETE RICCHE DI PROTEINE: La guerra dieta tra carboidrati e proteine è andata avanti dal 1970. Qual è la dieta migliore? Una proteina alta (carboidrati dieta restrittiva) o una dieta di carboidrati (frutta e verdura) ? Ecco la mia risposta personale : Vedere il $ 10,000.00 Weight -Loss Bet e la Dieta Raw Food.

CAROTE: Le carote sono uno degli alimenti a prezzi più saporiti e più basse . Una tazza di carote crude tagliuzzate fornisce solo 48 calorie, mentre una tazza di carote cotte a fette arredare 70 calorie . Una carota di medie dimensioni fornisce solo 0,1 grammi di grassi e di soli 25 milligrammi di sodio . Una fonte di vitamina A e una moderata quantità di vitamina C , carote sono un potenziale per prevenire il cancro . Secondo diverse decine di studi , un elevato apporto carotene ha il potenziale per prevenire tumori del polmone , esofago , stomaco, intestino , bocca, gola , della vescica e la prostata . Le carote sono una buona fonte di potassio e ricca di fibre solubili.

Un aspetto interessante di carote è la loro promessa di limitare alcuni dei più letali , tumori incurabili , in particolare del polmone e del pancreas . Secondo uno studio del 1986 svedese , le carote sono stati designati da una delle due barriere dietetiche importanti per il cancro al pancreas e l'altro era agrumi . È stato osservato che mangiare carote " quasi quotidianamente " tagliare notevolmente le probabilità di cancro del pancreas .

Secondo uno studio , da un team di ricercatori della State University di Buffalo, New York , hanno notato che gli uomini che mangiano i più alti cibi carotene, tra cui le carote , erano circa la metà delle probabilità di sviluppare il cancro polmonare delle cellule squamose . Hanno concluso la differenza tra alto rischio e basso rischio è solo una carota ! Secondo il Dott. Menkes , mangiando solo una carota al giorno potrebbe evitare 15.000 a 20.000 morti per cancro al polmone ogni anno negli Stati Uniti ! Anche dopo anni di fumo , le carote possono alleviare la minaccia del cancro semplicemente ritardando la progressione della malattia.

Secondo uno studio condotto nel New Jersey dal National Cancer Institute epidemiologo Dott. G. Regina Ziegler , tre verdure emerso nella prevenzione del cancro del polmone - carote, patate dolci e scuro - giallo zucca invernale . Dott. G. Regina Ziegler scoperto che gli uomini che hanno mangiato una mezza tazza di carote o patate dolci o zucca inverno un giorno , sono stati la metà delle probabilità di sviluppare il cancro ai polmoni rispetto a chi difficilmente ha mangiato una delle verdure . Ha anche scoperto che le donne non fumatori esposti al fumo di sigaretta potrebbe ridurre drasticamente il rischio di cancro al polmone da mangiare più carote !

ATTENZIONE : Le carote sono molto buone per voi , ma se siete stati spuntini a base di queste prelibatezze per perdere peso , allora leggere questo : mangiare carote può aumentare la glicemia troppo alta , l'aumento del livello di insulina in modo che si desidera mangiare di più e di più ! Quindi prendere facilmente il cibo per conigli !

CAVOLFIORE: Cavolfiore è un po ' più costoso, ma ne vale la pena quando si tratta di salute . Una tazza di cavolfiore crudo fornisce solo 31 calorie , fornisce una buona fonte di vitamina C (una tazza equivale al 100 % del RDA) a basso contenuto di sodio e povera di grassi . Cavolfiore è nota per aiutare a filo di grasso dal vostro sistema . Il cavolfiore è una delle verdure riconosciuti dalla commissione Dieta, nutrizione e cancro della National Academy of Sciences come una delle migliori scommesse per prevenire il cancro ! Cavolfiore si è affermata come essere in cima alla lista delle verdure anticancro.

Un cugino vicino ai cavoli, broccoli e cavolini di Bruxelles - tutte queste verdure sono legati a tassi più bassi del cancro , in particolare del colon, del retto , dello stomaco e, eventualmente, della vescica e della prostata . Norvegesi che mangiano la loro giusta quota di cavolfiore (insieme con broccoli , cavolini di Bruxelles e cavoli) , hanno meno e più piccoli polipi precancerosi del colon .

Secondo uno studio condotto dal Dr. Lee Wattenberg , animali da laboratorio sono stati alimentati cavolfiore e poi dato potenti agenti cancerogeni come le nitrosammine . Gli animali che hanno mangiato il cavolfiore non facilmente sviluppare tumori come quegli animali che non hanno orecchio cavolfiore .

GUARIGIONE CELLULARE: La cellula è l'unità base di tutte le cose viventi . Molti aspetti di guarigione che hai letto tutto il libro iniziò alla LIVELLO CELLULARE ! Attraverso una corretta alimentazione , esercizio fisico , integratori , i vostri pensieri e di altri trattamenti (alternative e tradizionali) , il vostro corpo ha la capacità di guarire se stesso ! Leggi questa dichiarazione 25 volte di più in questo momento - devi credere vostro magnifico corpo ha la capacità di guarire se stesso per la perdita di peso e di molte altre guarigioni in tutto il corpo . OK . pronto quell'affermazione 25 più volte prima di passare .

Daremo uno sguardo più da vicino questo straordinario miracolo di lavoro ! Questa singola unità di vita ha una sua organizzazione e funzione .

* Il nucleo della cellula è la sede del comando per l'intera unità . Immaginate questo , se potete - messaggi codificati all'interno del nucleo di ogni cellula richiederebbe 3.000 volumi di libri , con ogni libro con 1.000 pagine , con ogni pagina con 1.000 parole !

* Ogni cella può replicare se stesso ad una somiglianza esatta . Quando una cella è usurata o invecchiato, si autodistruggerà .

* Ogni cellula ha una fabbrica di energia chiamato i mitocondri . I mitocondri produce tutta l'energia di cui ha bisogno per vivere e fare il suo lavoro .

* Ogni cella dispone anche di un impianto di produzione di proteina chiamata reticolo endoteliale .

* Ogni cella ha un magazzino di stoccaggio chiamato il corpo di Golgi . Il corpo golgi memorizza il manufatto fino al suo utilizzo .

* Ogni cella ha una sentinella o forza di sicurezza . La forza di sicurezza consente solo quella sostanza che è necessario per entrare all'interno delle cellule e permette rifiuti uscire la cella .

Ora non si capisce l'importanza di una corretta alimentazione , esercizio fisico e uno stile di vita complessivamente sano . Ancora una volta , il vostro corpo ha la capacità di guarire se stesso !

Ora torniamo alla tua respirazione superficiale . Notate il tuo respiro in questo momento mentre leggete questo . SEI un attimo di respiro POCO ! Stai prendendo in solo il 20 % dell'ossigeno si potrebbe prendere in se non eri un attimo di respiro poco profondo ! E pensate che cosa tutto ciò che EXTRA BUONA OSSIGENO farà per voi a livello cellulare !

Ricorda che hai 100.000.000.000.000 cellule nel vostro corpo in questo momento e tutti sono doloranti per quel prezioso combustibile- ossigeno ! E stanno tutti cercando così difficile da mantenere in buona salute . Con la corretta alimentazione , integratori , esercizio , ossigeno e pensieri , il tuo corpo ha la capacità intrinseca di guarire se stesso !

Quando si prende in ossigeno supplementare e tiene tra le polmoni per 15 - 20 secondi o più , che l'ossigeno nutriente vitale va ai polmoni e l'ossigeno viene trasferito al sangue che per tutto i polmoni . Ma ora che il sangue ha l'ossigeno più nutriente di quello che ha avuto in un tempo lungo . Le cellule in tutto il corpo sono dilatati e affamati in attesa di più dello stesso prezioso carburante - ossigeno . Quella vitale carburante incendi - up ogni cellula del vostro corpo, che riflette l'energia aumentata e può avere un benefico effetto collaterale della perdita di peso e di altri benefici di guarigione !

Un altro fatto di guarigione si deve sapere sulla respirazione profonda è che è la respirazione aerobica . Aerobico significa un'iniezione di più ossigeno nel tuo corpo per stimolare la circolazione sanguigna . La maggior parte delle persone conoscono la parola aerobica da attività fisica intensa . Vigoroso esercizio notato per accelerare il metabolismo per perdere peso. Ma con la respirazione profonda si ottiene la stessa iniezione aerobico di ossigeno senza l'esercizio sudorazione vigoroso di correre 3 miglia , Jazzercise , ginnastica ritmica , stair- stepping ...
Quindi fare il vostro aerobica mentre guardate la TV ! Vedere respirazione Speciale di Esercizio.

CILIEGIE: Una tazza di ciliege rosse dolci fornisce solo 82 calorie , mentre una tazza di ciliegie rosse acide fornisce solo 52 calorie . Le ciliegie possono essere di grande aiuto dieta . Se vi piacciono i dolci , sostituire tale 300 candy bar calorie con le ciliegie che non solo soddisfare la vostra golosità , ma si riempie . Le ciliegie sono una buona fonte di vitamina A , a basso contenuto di sodio , un modesto contenuto di fibre per il cuore e senza grassi .

Secondo una scrittura 1950 da Ludwig Blau , Ph.D. , nelle relazioni Texas Biologia e Medicina , ha sostenuto che guarì la sua gotta paralizzante che lo ha costretto su una sedia da mangiare 6-8 ciliegie ogni giorno! Egli ha osservato che, fintanto che ha mangiato le ciliegie , la gotta rimasto lontano ! Ha anche commentato che gli altri 12 che hanno sofferto di gotta anche mangiato o bevuto succo di ciliegia e sono stati anche completamente privo di gotta !

Consigli e testimonianze Prevenzione rivista cartacea Ludwig di Blau hanno iniziato a versare alla rivista Prevention ! Molti hanno scritto e detto inizialmente che consumano 15-20 ciliegie rosso o nero un giorno e poi 10 al giorno , dopo che ha lavorato per rimediare alla loro afflizione con la gotta !

Secondo uno studio condotto presso Forsyth Dental Center , succo di ciliegia per essere un potente agente antibatterico contro la carie ! Essi hanno rilevato che il succo di amarena bloccato 80 per cento della attività enzimatica che porta alla formazione della placca , che è il fondamento di carie.

Nota: Sono cresciuto mangiando ciliegie rette dei ciliegi nel nostro cortile - mmmmmmmmm ! !

POLLO: Mangiare pollo , invece di carne rossa colesterolo alto contenuto di grassi e alto . 4 once di carne bianca cotta forniscono solo 245 calorie , mentre la carne scura fornisce 285 calorie . Pollo ha molto meno grassi e colesterolo che una bistecca con l'osso , ma è uguale in proteine . Cuocere con la pelle del pollo , ma NON mangiare la pelle .

AVVERTENZA: I polli sono una grande fabbrica-soldi . Per assicurare quei polli che beccano crescono più velocemente possibile , alcuni allevamenti di pollame possono introdurre sostanze chimiche per i polli in modo che pesano di più in minor tempo . Queste sostanze chimiche sono trasferiti al consumatore - VOI! Prima di acquistare che il pollame , studiare dove e come è stata sollevata . Si potrebbe essere meglio acquistare la carne di pollo da un piccolo allevatore di pollame che non ha bisogno di pompare i suoi polli con gli ormoni e sostanze chimiche ! Probabilmente si risparmia un po 'di soldi anche!

DIETA CINESE: Cinese consumare 300 calorie in più al giorno rispetto agli americani , eppure hanno tassi più bassi di obesità, malattie cardiache e il cancro . Qual è il loro segreto ? La dieta cinese consiste di alta fibra , non grassi , frutta ricchi di antiossidanti e di verdure , che è solo il 15 % di calorie da grassi . Questa dieta riflette i loro bassi tassi di cancro, malattie cardiache e obesità . I cinesi esercitano anche molto di più rispetto agli americani . Mentre gli americani si guida o ovunque vadano , distanze anche molto brevi , cinese sono in bicicletta ovunque vadano!

ATTENZIONE: Non fatevi ingannare dai ristoranti cinesi negli Stati Uniti . Molti non servono i sani, autentici cibi cinesi si trovano in Cina . Chiedete fatti nutrizionali di ogni pasto prima di ordinare! Vedere sindrome da ristorante cinese.

CHITOSANO: Chitosano deriva dai gusci dei granchi , gamberi, ... ed è nota per attrarre molecole di grasso . Il chitosano può attrarre fino a 04 - volte il proprio peso in grasso che impedisce il grasso dal cibo che si mangia da essere digerito dal corpo. Chitosano agisce come un magnete per assorbire il grasso . Se si considera il chitosano (senza ricetta medica) come supplemento , assicurarsi che si ottiene un prodotto autentico e di assicurare il vedete il vostro medico . Vedere cromo picolinato e acido linoleico coniugato .

CROMO PICCLINATO: Il cromo picolinato è un minerale traccia essenziale che facilita l'azione di insulina , glucosio e proteine e il metabolismo dei grassi . Il cromo picolinato è noto per aumentare la sensibilità del corpo all'insulina e può ridurre i livelli di glucosio nel sangue in modo da ridurre le complicanze da diabete . Questo micronutriente può contribuire a migliorare la condizione diabetica !

Il cromo aumenta la sensibilità del corpo all'insulina (un ormone che aiuta a metabolizzare lo zucchero) . Il cromo è stato notato per ridurre le complicazioni da diabete abbassando i livelli di glucosio nel sangue del 18% e di emoglobina glicosilata del 10%.

Il cromo è stato notato per stimolare la perdita di grasso ! Il cromo può farlo avendo un effetto sul centro di sazietà dell'ipotalamo , che è la parte del cervello che i segnali che sei pieno e non hanno più bisogno di mangiare qualsiasi altra cosa. Chromium sembra anche aumentare gli effetti termogenici di cibi ricchi di carboidrati . Il cromo tende anche a costruire la massa muscolare , a scapito del grasso !

Cromo può aumentare le reazioni termogenica attivando il sistema nervoso simpatico, che aumenta la combustione calorica .

Seguire il dosaggio e le istruzioni riportate sull'etichetta e secondo le istruzioni del medico consigliato.

CITRUS AURANTIUM: Ti piace arance di Siviglia ? Bene quelle piccole arance gustosi hanno un ingrediente in loro che possono sostenere il vostro piano di perdita di peso . L' ingrediente unico è chiamato citrus aurantium . Citrus aurantium racconta le cellule di grasso per accelerare il loro rilascio dal deposito di grasso. Citrus aurantium aiuta anche aumentare il metabolismo e la crescita delle cellule muscolari . Ricordate il muscolo più hai più calorie si bruciano . Vedere muscoli .

SUCCO DI COCCO & FETTE: Secondo Cookycoconuts.com , cambiano i valori nutrizionali , come la noce di cocco matura. Spostare Gatoraide - per il liquido all'interno del cocco è l'acqua di cocco o cd succo di cocco ed è una delle più alte fonti di elettroliti sulla Terra . Gli elettroliti sono sali ionizzati nel sangue, fluidi dei tessuti e delle cellule, sali di sodio e potassio . Una sostanza che può condurre elettricità quando è in soluzione. Quindi ? E allora? Abbiamo bisogno di elettroliti perché tutto il nostro corpo è un sistema elettrico e abbiamo bisogno di questi elettroliti per tenerci eseguire al meglio se stiamo correndo in una maratona o seduto dietro una scrivania .

E il succo di cocco è consumato per prevenire la disidratazione , ed è utilizzato in alcune aree del mondo per vittime idratare tramite tubi endovenosi e gli aghi .

La carne fresca di cocco bianco è ricco di proteine e caricato con olio di cocco . L'olio di cocco è ricco di quello che viene chiamato acido laurico, che si trova nel latte della mamma. L'acido laurico è agenti anti - batteri, anti- fungine e anti- virale . Il super sano olio di cocco fresco e carni bianche fresche hanno una lunga lista di benefici super- sani come :

- Anti - Batteri
- Anti-fungine
- Anti - Viral
- Candida Albicans
- Stanchezza Cronica

- Morbo di Chron
- diabete
- Disturbi digestivi
- Energy Booster
- Malattie cardiache
- IBS (sindrome dell'intestino irritabile
- Immune Booster Sistema
- Abbassa il colesterolo
- Booster Metabolismo
- Ringiovanire la pelle
- La funzione della tiroide
- Perdita di peso
- rughe

Linea di fondo , ora sapete un sacco di buoni motivi per mescolare un sacco di fette di cocco fresco nella tua prova - mix .

Nota: Cookycoconuts.com raccomanda il miglior olio di cocco marca è Tradizioni tropicali . Vedi Tradizioni tropicali in sezione POC . Vedere olio di cocco .

OLIO DI COCCO: Olio di cocco ha un cattivo rap anni fa . Il sessantacinque per cento di grassi saturi di olio di cocco è in gran parte costituito da trigliceridi a catena media (MCT) . Popolazioni come polinesiano Puka Puka e Tokelau isolani che consumano la maggior parte del grasso da olio di cocco hanno bassi tassi di malattie cardiache !

Olio di cocco , a differenza di altri oli , è meno probabile che attribuire all'obesità. Perché ? Il tuo corpo si trasforma facilmente l'olio di cocco in energia , piuttosto che depositare calorie come grasso corporeo.

L'olio di cocco uccide anche i germi ! Esso contiene componenti antimicrobici come il latte materno . Il polinesiano Puku Puku e Tokelau isolani vivono in un ambiente ideale per i parassiti . Ci protetto dai parassiti dall'olio di cocco nella loro dieta .
Può essere saggio evitare i prodotti trasformati come la margarina , patatine , biscotti ... che hanno acidi grassi trans . Secondo uno studio del Dr. Walter Willett , dell'Università di Harvard , gli acidi grassi trans raddoppiare il rischio di infarto. Acidi grassi trans possono anche contribuire al cancro , diabete e obesità.

Leggere il contenuto prima di acquistare il prodotto . Cercare " oli parzialmente idrogenati ". Se leggete questo , evitatelo ! Vedere Omega Nutrition .

COENZIMA Q10 (CoQ10): se siete stanchi di sentirsi malato e stanco tutto il tempo, può essere qualcosa di semplice come un supplemento singola può essere la risposta - si chiama Coenzima Q10 (CoQ10) . Con l'età, i livelli di Q10 diminuiscono . Se non avevi Q10 nel vostro corpo , saresti morto reale veloce . Il punto in questo segmento è quello di rendere consapevoli di questo supplemento molto speciale in modo da poter ottenere la vostra energia vibrante schiena in modo da poter raggiungere i vostri obiettivi di perdita di peso . OK , lasciate che vi dica di CoQ10 .

CoQ10 è stato scoperto nel 1957 da Fred Crane , MD , della University of Wisconsin . Ha isolato CoQ10 da cuori di manzo . CoQ10 è una vitamina-come sostanza che assomiglia vitamina E che può essere più potente come antiossidante . Dei 10 comuni coenzima Q , solo il CoQ10 si trova nel tessuto umano . CoQ10 diminuisce con l'età e dovrebbe essere integrata nella dieta . CoQ10 svolge un ruolo cruciale per l'efficacia del sistema immunitario e il processo di invecchiamento !

Il New England Institute riferisce che solo CoQ10 è efficace nel ridurre la mortalità negli animali da esperimento affetti da tumori e leucemie . Si segnala che CoQ10 può essere utile per la completa remissione di molti tumori !

In Giappone , il CoQ10 è utilizzato nel trattamento della malattia di cuore, pressione alta e aumentare il sistema immunitario !

La ricerca ha rivelato che i benefici CoQ10 allergie , asma e malattie respiratorie , così come curare il cervello per anomalie della funzione mentale associata con la malattia e la schizofrenia di Alzheimer . Il CoQ10 sorprendente è anche vantaggioso in maturazione , candidosi , il diabete , la sclerosi multipla , la malattia parodontale e l'obesità . L'AIDS è un obiettivo primario per la ricerca sulle CoQ10 a causa dei suoi immensi benefici al sistema immunitario . L'uso di CoQ10 è un importante passo in avanti nella prevenzione e nel controllo del cancro .

Prestare attenzione al momento dell'acquisto di CoQ10 , perché non tutti i prodotti sono offerti nella sua forma più pura . Colore naturale di CoQ10 è luminoso giallo \ arancione e ha molto poco gusto nella forma in polvere . CoQ10 deve essere tenuto lontano da fonti di calore e di luce da CoQ10 puri si deteriorano a temperature superiori a 115 gradi Fahrenheit. Fonti di CoQ10 sono sgombri , salmone e sardine quei gustosi . Sardine contengono la maggior quantità di CoQ10 . Vedere scatola di sardine .

Uno studio pubblicato sull'American Journal of Cardiology (1985) , 150 mg di CoQ10 prese ogni giorno con i malati di cuore per 4 settimane ha ridotto l'incidenza di attacchi di angina 5,3-2,5 per giorno . I ricercatori hanno concluso che il CoQ10 in realtà rafforzato il cuore malato , che ha permesso di raggiungere livelli più elevati di energia prima di dolore o di privazione di ossigeno si verifica.

In un altro studio pubblicato sull'American Journal of Cardiology 1990 , uno studio a lungo termine di 126 pazienti con grave cardiomiopatia che ha preso integratori di CoQ10 prolungato la loro vita da anni , non settimane o mesi - anni! In alcuni pazienti la malattia è stata eliminata del tutto !

Altri studi pubblicati hanno notato che CoQ10 aiuta un'ampia varietà di malattie , compreso l'AIDS , cancro , stanchezza cronica , malattia periodontale ... Vedere Institute For Living Vibrant nella Sezione POC .

ATTENZIONE: Ad oggi, nessun collaterale colpisce sono stati documentati . Assicuro si acquista CoQ10 autentici . Alcune aziende mettono coloranti nella loro CoQ10 falso per ottenere il colore arancione che si trova naturalmente in pura CoQ10 !
Seguire il dosaggio e le istruzioni riportate sull'etichetta e secondo le istruzioni del medico consigliato.

TERMALISMO FREDDO: Se c'è una cosa che odio più di ragni 08 zampe , e ' acqua gelida fredda . Riesco ancora a tenere il mio quando si tratta di tempo freddo per includere essere bagnati con acqua fredda (di superficie o sommersa), ma ho un sacco di " Art Of Suffering " ricordi quando si tratta di acqua fredda. In ogni caso , lo sapevate acqua fredda pianura ol ' ha alcuni effetti molto benefici?

Secondo Gurudev Khar Khalsa , un noto Sat Nam Rasayan Healer e Kundalini Yoga Teacher da Los Angeles , California : "Cold terapia di massaggio L'acqua è una delle più sane e più economico delle terapie Basta massaggiare il corpo con olio di mandorle prima di fare la doccia . . doccia in acqua fredda fino a quando le temperatura corporea aumenta e non si sente più freddo , ma tostato e caldo . assicurarsi che il bagno è riscaldato . non uscire da una doccia fredda in una stanza fredda . "

Ed ecco lista dei mali rimedio con acqua fredda e vantaggi gratuiti di prendere docce fredde - Brrrrr :

Acne

Allergie

Attacchi di ansia

Asma

Awake

Sangue abbassare il colesterolo

Circolazione del sangue

Pressione sanguigna ridotta

Blood Sugar Abbassato

Corpo si sente più caldo

Odore del corpo Eliminato

Calming Effect

Deterge sistema circolatorio

Più chiara Mente

Carnagione

Concentrazione miglioramento

Depressione Eliminato

Pelle Secca

Elimina i veleni e tossine

Energia

Sensazioni di euforia

Cinque Sensi Migliorati

Vampate di Organi

Mettere a fuoco il miglioramento

Miglioramento dei capelli

Mal di testa Eliminato

Problemi di cuore

Consapevolezza

Booster sistema immunitario

Imparare miglioramento

Meno \ No Raffreddore

Meno \ No Flu

Gonfiore gamba \ Pain , ...

libido miglioramento

Facoltà mentali Miglioramento

Emicrania Eliminato

Mood miglioramento

Crampi muscolari

Dolore

Attacchi di panico

Pensieri positivi

Frequenza del polso inferiore

Eruzioni cutanee

Rinnovati

Miglioramento della pelle

Sinusite

Miglioramento del sonno

Rafforza il sistema nervoso

Rafforza Mucose

Lo stress Buster (vedi stress Busters)

Sudorazione ridotta

Bill Utility ridotto

Gioia di vivere

Ho detto prima che le regole sangue! E ' evidente per me che docce fredde ottenere il sangue in movimento così i numerosi vantaggi di pianura Termalismo ol ' freddo!

ACIDO LINOLEICO CONJUGATO (ALC): ALC è un acido grasso che sta aprendo gli occhi in campo medico . ALC di un corpo più sano in modi diversi aiuta . ALC aiuta a ridurre il rischio di cancro , malattie cardiache e asma . ALC è un antiossidante . ALC aiuta a rafforzare il sistema immunitario . ALC non solo aiuta a bruciare i grassi ma aiuta anche a costruire il muscolo . E la notizia migliore è ALC può essere trovato presso il vostro negozio locale di droga come un integratore da banco .

RICOTTA: una mezza tazza di ricotta fornisce circa 84-120 calorie a seconda della marca si acquista . Assicuro che si acquista ricotta che è di 1 a 2 per cento di grassi del latte . Ricotta fornisce una fonte sana di calcio, vitamina B , e riboflavina ed è un ottimo alimento dimagrante . Provare a montare la ricotta invece di usare la crema di formaggio . Utilizzare ricotta per tutti i tipi di ricette , invece di panna acida grasso -carico o crema di formaggio .

Nota: Se si desidera un trattamento gratificante dolce , prova ad aggiungere qualche cucchiaio di sciroppo d'acero puro ad una tazza di ricotta . Ho mangiato questo dolce da quando ero un ragazzino . Il grande gusto vi sorprenderà .

GOCCE PER LA TOSSE: Ecco un trucco per tagliare le calorie , carboidrati grassi e inutili quando si ottiene che forte desiderio di mangiare . Cadere una goccia tosse in bocca . Ma non una goccia tosse. Tosse gocce che hanno mentolo - eucalipto sono stati notati per fermare quella voglia di mangiare quegli spuntini davvero non si dovrebbe mangiare .

CONTARE FINO A 20: 20 minuti che è! Perché ? La prossima volta che si ottiene un desiderio ardente di cibo , ti fai attendere 20 minuti . La maggior parte delle voglie di cibo che non sono causa di fame si abbasserà in 20 minuti. Se dopo 20 minuti , ti senti ancora fame , bere molta acqua pulita e mangiare il RIGHT STUFF ! Passeggiate e altro esercizio vigoroso è stato notato per uccidere il desiderio di cibo .

TAGLIO GRASSO E CALORIE IN CUCINA:
* Tagliare il grasso prima della cottura .
* Arrosto o carne cuocere su una griglia.
* Carni scure , poi scolare il grasso prima di continuare a cuocere in padella .

* Rimuovere il grasso (skim dall'alto) da stufati o zuppe dopo raffreddamento.
* Usare metodi di cottura grassi come cuocere, cuocere alla griglia, forno a microonde , arrosto , fritto misto o brasare .

DISINTOSSICAZIONE TERAPIA: La terapia di disintossicazione aiuta a liberare il corpo dalle sostanze chimiche e inquinanti e può accelerare il ritorno alla salute . Forme di terapia di disintossicazione includono , Colon Therapy , idroterapia , Ipertermia , digiuno , Terapia Juice , massaggi ...

DHEA (DEHYDEROEPIANDROSTERONE): DHEA è stato visto su " CNN " e anche CBS ' di 60 minuti! I ricercatori dell'Università del Wisconsin ha scritto , "Il ruolo DHEA gioca a invecchiamento e la malattia è forse la più grande scoperta del secolo ! " E 'probabilmente la migliore terapia anti-invecchiamento per tutti gli usi del mondo! DHEA è nota per essere l'ormone più abbondante nel flusso sanguigno . Le sue concentrazioni drasticamente aumentano durante la pubertà e poi diminuiscono drasticamente dopo i 25 anni . La ricerca scientifica convalida suoi numerosi benefici nel trattamento dell'obesità , che agisce contro i tumori , malattie cardiovascolari e molte altre malattie catastrofiche. Ci sono stati più di 4.000 articoli pubblicati prevedono l'uso di DHEA .

Miracolosamente il corpo converte DHEA in qualunque ormone è necessario per mantenere l'equilibrio , come gli estrogeni , testosterone, progesterone e cortisone . Migliaia di cittadini anziani hanno segnalato un ritorno al vigore giovanile dopo DHEA solo per pochi mesi .

Molti rapporti suggeriscono che la malattia di Alzheimer è reversibile con DHEA ! Mantenendo livelli di DHEA nel corpo ha dimostrato di essere importante nel miglioramento della memoria , prevenire la malattia di Alzheimer e osteoporosi nelle donne in post -menopausa .

Secondo uno studio di 12 anni pubblicato sul New England Journal of Medicine nel 1986 (315,1519-24) , ha riferito che i 242 uomini di età compresa tra 50 e 79 anni ha studiato : "A 100 microgrammi per decilitro aumento della concentrazione di solfato di DHEA in corrispondenza con un riduzione del 48 % della mortalità a causa di malattie cardiovascolari e una riduzione del 36 % della mortalità per qualsiasi motivo. stato misurato il livello naturale di solfato di DHEA e di quegli individui con i livelli più elevati vissuto più a lungo e ha avuto molto più basso rischio di malattia di cuore ".

La ricerca del Dr. A. Schwartz , ricercatore presso la Temple University , ha dimostrato oltre ogni dubbio , il DHEA è efficace nel controllo del peso a causa della sua capacità di bloccare un enzima denominato G6PD (glucosio - 6-fosfato - deidrogenasi), che è essenziale per il tessuto grasso produzione e promuove anche la crescita delle cellule del cancro . Non importa ciò che si mangia , DHEA ha ancora vantaggi di perdita di peso!

DHEA può essere ottenuto senza prescrizione medica da molti negozi di alimenti naturali o thru per corrispondenza.

Tuttavia, una fonte naturale di DHEA viene dalla pianta Dioscorea villisa L. , comunemente chiamato Dioscorea , noto anche come Yam messicana. Il Wild Yam è meglio spiegato in un articolo del 1992 un articolo del National Geographic dal titolo " Sotto l'incantesimo delle isole Trobriand . " Il bene più prezioso nella loro cultura è la patata miracoloso ! Queste sono le persone più giovane sulla Terra! ! Malattia catastrofica vi è praticamente sconosciuto ... Il prodotto Yam messicana è a vostra disposizione in un paio di giorni e la sua chiamata Endogen e la sua disposizione di voi in questo momento !

Si consiglia di avere un esame del sangue per scoprire il tuo livello di DHEA in questo momento. Una volta che si consumano questo incredibile integratore la dose dovrebbe mettere a un livello di DHEA che eri a in vent'anni ! Ricordate ciò che ho annotato sulla pagina precedente - il livello di DHEA prende una picchiata dopo i 25 anni ! I livelli di DHEA per le donne dovrebbero essere di circa 200-400 mcg / dl e 500-700 mcg / dl per gli uomini . Consultare il medico riguardo un esame del sangue per il DHEA e il consumo di questo incredibile integratore .

ATTENZIONE: Assicurare il DHEA si acquista è DHEA grado farmaceutico degli Stati Uniti ! Seguire il dosaggio e le istruzioni riportate sull'etichetta e secondo le istruzioni del medico consigliato.

DIATOMEE TERRA (Commestibile): Terra di diatomee (DT) - è un prodotto sicuro da Madre Natura stessa . DT sono i resti fossili di conchiglie microscopiche create da uno piante unicellulari chiamate diatomee . DT è una polvere bianca simile a borotalco . Ingrandita 7.000 volte una singola particella DT sembra un riso Chex cereali. E ' tubolare , cavo con molti buchi in tutta la struttura ed è molte spigoli vivi super- rasoio e quasi duro come un diamante. DT è stato usato per secoli per uccidere in modo sicuro tutti i tipi di parassiti - insetti . Una volta che l'insetto entra in contatto con esso , taglia nella creatura e si asciuga in su.

E 'usato per uccidere tutti i tipi di insetti parassiti come pulci, zecche , formiche , cimici , mosche , scorpioni, Box Elder insetti , pesciolini d'argento , afidi , acari , coleotteri , scarafaggi , millepiedi , ragni, ... Semplicemente strofinando DT il pelo del vostro animale domestico , entro 48 ore avrà ucciso la maggior parte o tutte le pulci , zecche , acari, ...

So che quello che stai chiedendo : " Perché diavolo ho bisogno di sapere su DT? " Come ho detto prima DT è un prodotto di grado alimentare . E ' sicuro di consumo per gli animali e gli esseri umani anche noi . Ricordate quando ho detto DT viene " usato per secoli per uccidere in modo sicuro tutti i tipi di parassiti - . Insetti " DT all'interno del corpo va dopo parassiti . E 'utilizzato in modo sicuro più de- vite senza fine le creature dai cavalli alle loro creature 9 - vita o anche piccole come topi da compagnia .

Ora vorrei concentrarmi DT per noi umani . Come ho detto prima - immaginare questo - " ingrandita 7.000 volte una singola particella DT sembra un riso Chex cereale è tubolare , cavo con molti buchi in tutta la struttura ed è molte spigoli vivi super- rasoio e quasi duro come un diamante . ». Mentre si consumano DT (me , ho messo un cucchiaino da tè in una bottiglia di plastica da 16 once , riempirlo con V - 8 Juice - piccante , mi scuoto vero bene per 30 secondi e versare il tutto in un bicchiere), è come un DETOX ! DT a milioni hanno una forte carica negativa . Questi milioni di viaggi DT tutto il tubo digerente attrarre e coinvolgente :
- batteri
- Residui di droga
- E- Coli
- Endotossine
- I funghi
- Metalli pesanti (mercurio, piombo , ...)
- Pesticidi
- Protozoi
- Virus

DT anche scrub via ai piccoli e grandi muri di tutto il tubo digerente , anche il lungo tratto del colon . Testimonianze di utilizzo DT sono comuni . Testimonianze come:
- Una migliore salute - 15 tracce di minerali
- Più chiara la pelle (acne , macchie di età , psoriasi)

- Pulizia del colon
- Combatte i polipi (cancro)

- Lotta contro i tumori
- Lotta contro le ulcere
- Delle gomme più forte
- I capelli crescono più forti e più veloci
- Colon sano
- Sani tratto respiratorio
- Sano tratto urinario
- Aumento di energia
- Dolori articolari
- Dolore al legamento
- La pressione sanguigna più bassa
- Abbassare il colesterolo
- Menopausa - meno sintomi
- Unghie crescono più forti e più veloci
- Regolari movimenti intestinali
- Denti più forti

Sì , c'è di più . Ma non credo a una parola di quello che sto dicendo . Vai a terra di diatomee (commestibile) nella sezione POC e vai a tali siti web e decidere se DE è per voi e le vostre creature .

ATTENZIONE: Ci sono 02 tipi di DE . Un tipo viene utilizzato per filtri piscina . MAI usare questo tipo di DE per inalazione di questo tipo di DE può causare una malattia polmonare chiamata silicosi . Vedere DE nella sezione POC per tutti DEs naturale e sicuro .

GUASTI DIETA: Se non lo sai , ormai , la dieta è un business mega bucks grandi. La maggior parte di quelle aziende che promuovono i loro programmi di perdita di peso non conservano le informazioni precise sui loro risultati . Sondaggi informali hanno dimostrato che la dieta molto pochi hanno mantenuto la loro perdita di peso 12 mesi più tardi . Chi trae vantaggio da queste diete ? Probabilmente la persona che vende i programmi di dieta .

* La maggior parte di queste diete non sono solo noiosi , ma sono innaturali , specialmente se coinvolgono gli alimenti dietetici e programmi alimentari. Permanenti e sane abitudini alimentari non fanno parte del programma .

* Dieta, più spesso di quanto non si abbassa il metabolismo del corpo . Che ci crediate o no, il tuo corpo si sposta in modalità di sopravvivenza o di fame e tagli indietro la sua calorie ha bisogno per sopravvivere . Perché il vostro corpo a fare questo ? Secondo la mia ricerca , che risale alla preistoria. Il tuo corpo sta semplicemente cercando di sopravvivere come istintivamente fatto durante i mesi invernali , quando il cibo era carente indietro in quei giorni l'uomo delle caverne !

* Dieta cambia la percentuale di grasso nel corpo . Rapida perdita di peso (non raccomandato) rimuove grasso e tessuto muscolare dal corpo.

Quando il peso si ristabilisce (un altro fallimento dieta moda) , ritorna sotto forma di grasso e si sta probabilmente pesa di più ! Dieta frequente e aumento di peso è chiamato "yo -yo ". Yo -yo può mettere a dura prova il tuo cuore ed è stato considerato molto insalubre . In televisione a livello nazionale nel mese di agosto e settembre del 1995 , i ricercatori sono stati notati da dire che yo -yo non è così pericoloso come si pensava . Tuttavia, si arriva da nessuna parte con yo -yo . Si sta semplicemente sprecare il vostro denaro duramente guadagnato . Il morale e la motivazione non sono al loro livello di picco sia. Quindi, consultare il medico . , EAT THE RIGHT STUFF e di esercitare regolarmente il che significa almeno 3 volte a settimana per almeno 20 a 30 minuti per ogni allenamento.

Molti studi hanno evidenziato che le abitudini alimentari sane , il che significa mangiare il RIGHT STUFF , avviare e mantenere un programma di esercizio e perdere peso gradualmente sono i modi più efficaci per ridurre il tuo peso in modo permanente ! Sostituire il grasso con carboidrati complessi e proteine . Sono consigliati anche gli integratori di vitamine e minerali .

ATTENZIONE: È necessario consultare il medico prima di iniziare qualsiasi dieta o programma di esercizio . Vedere il mio $ 10,000 Weight-Loss Bet nell'Indice dettagliate.

UOVA: Mentre prestava servizio nell'esercito degli Stati Uniti a Fort Davis , Panama , avremmo spesso hanno altezza e peso di check-up per assicurare che non eravamo in sovrappeso , che è contro i regolamenti militari . Un soldato spesso mi disse che aveva un amico che ha sempre perso un sacco di peso per soddisfare altezza militare e standard di peso . Che cosa ha fatto ? Non mangiò nulla , ma le uova . Perché ? Mangiare uova si ha una dieta tutte le proteine - che significa una dieta ricca di carboidrati restrittiva . Senza carboidrati nel corpo , allora il corpo non ha altro combustibile per bruciare più grassi . La combinazione di allenamento fisico quotidiano e uova assicurato grasso in più è stato bruciato - up rapido reale .

ENZIMI: Gli enzimi sono così importanti per la tua salute . Gli enzimi sono essenziali per tutti i cambiamenti chimici nel vostro corpo . Ci sono tre tipi di enzimi :

* Enzimi metabolici che mantiene il funzionamento del corpo per le sue prestazioni di punta .

* Gli enzimi digestivi per digerire correttamente il cibo .

* Gli enzimi alimentari che si trovano in RAW FOOD ! Questi enzimi aiutano anche a una corretta digestione degli alimenti . Gli enzimi sono distrutti quando il cibo è cotto o riscaldato oltre una temperatura di 118 gradi .

Gli enzimi fanno minerali , proteine, vitamine e altri componenti del nostro lavoro sul corpo . Gli enzimi sono di vitale importanza per la vita e la vostra performance. Ogni atto fisico da lampeggiante , respirando a camminare non può avvenire senza enzimi. Ogni anno nuovi enzimi vengono scoperti e le loro responsabilità sorprendenti hanno rispetto per la salute.

Ad oggi, sono stati scoperti migliaia di enzimi . Per esempio, un enzima molto importante è chiamato superossido dismutasi (SOD) . Si tratta di un super-antiossidante e di lavoro in questo momento mentre leggete questo libro! Senza questo enzima , si farebbe età molto rapidamente! Un vecchio di 10 anni , senza SOD sarebbe simile a una persona di 70 anni ! Incredibile uh ! Vedere Raw Food Diet e Terapia Juice .

TERAPIA ENZIMATICA: la terapia enzimatica utilizza una varietà di enzimi per aiutare la digestione e l'assimilazione dei nutrienti vitali derivati da alimenti e supplementazione nutrizionale . Alcune forme di terapia enzimatica possono essere utilizzati per invertire stati di malattia e restituire il corpo di omeostasi (equilibrio) . Prendete una ri- guardare Enzimi di cui sopra.

ESERCIZIO: Esercizio è lo sforzo fisico per il bene di ripristinare gli organi e le funzioni del corpo ad uno stato sano . Benefici da regolare esercizio fisico sono migliorate fiducia in se stessi , una maggiore capacità di lavoro fisico , aumento della resistenza, aumento del tono muscolare , ridurre il rischio di attacco di cuore , induce la perdita di peso , ...

Inoltre, secondo i ricercatori della Scripps College, esercizio fisico mantiene il cervello in forma. La ricerca indica che vi è una differenza del 20% la capacità di ragionare e ricordare e tempi di reazione fisica tra le persone che esercitano e pantofolai.

In questo Intelligence Report speciale , vi do diverso esercizio che sarà senza dubbio aiutare a perdere peso . Mettere il proprio esercizio di routine insieme e iniziare a perdere quel peso indesiderato e non sano in modo da poter essere il più sano e attraente VOI!

Ecco il mio # 01 scelta per macchine esercizio . E 'la pista Sci di macchina da sci nordico . Ho posseduto 02 . Già nel 2005, ho FORTUNATAMENTE trovato la mia seconda macchina a due volte è bello negozio a Belleville , Illinois . Questa macchina probabilmente costato circa $ 1,000.00 dollari nuovi di zecca. Comunque , ho avuto su di esso e l'ho provato fuori e ha funzionato bene . Indovina che cosa ho pagato per questo ? Solo $ 25 dollari - miglior acquisto che abbia mai fatto in vita mia ! Ce l'ho ancora .

In ogni caso , essendo in campo militare (fanteria , forze speciali { Berretti Verdi } , ho avuto un sacco un sacco un sacco e un sacco di allenamento fisico whoopins culo consegnato a me . Devo dirtelo , Nordic Cross Track Paese macchina da sci vi darà quel culo whoopin è necessario e sarà sicuramente aiutare a perdere quel peso indesiderato e insalubri reale veloce ! ! Se è possibile ottenere uno, farlo per la vostra salute per il vostro futuro ! per maggiori whoopins testa , vedi US Army fucile Trapani , Mente esercizio -Over -Matter trucco , Attività che bruciare calorie, esercizio Video, militari Esercizi perdita di peso e diete, Rucksacking , Run- Swim - Ruck - Shoot SERE Plan , perdita di peso, Nuoto bruciatori di grassi, tantrico tonificante, Camminare e pallanuoto .

ESERCITARE LA MENTE SOPRA MATERIA: Ecco una accurata applicazione Mind- Over- Materia. Come sapete io credo fortemente in applicazioni Mind- Over- materia e si può leggere su em ' in questo programma di sopravvivenza . E come ho sempre detto : "Se non ci credi non è nuthin ' succedera' ! " Ecco una applicazione Mente -Over -Materia che è supportata da un sapiente ricercatore e prova scientifica !

Prima di tutto la tua mente cosciente conosce la differenza tra ciò che è la vita reale e ciò che è fantasia . Ma il tuo subconscio non conosce la differenza. È per questo che molte applicazioni Mind- Over- Materia sfruttare il subconscio in modo che l'utente fa l'impossibile .

Secondo Dave Smith , Ph.D , . uno psicologo dello sport a Chester College, in Inghilterra "Abbiamo scoperto che le parti del cervello che controllano il movimento sono stimolati a pensare a movimento". E muscolare aumenta il metabolismo che brucia calorie - grassi, anche quando si dorme .

" In un certo senso , la mente (subconscio) non può dire la differenza tra realtà facendo qualcosa e immaginarla. Dovete immaginare che si sta effettivamente facendo qualcosa di atletica . "

Dave Smith , Ph.D. , dice che non c'è bisogno di sudare è necessario concentrarsi . " Chiudi gli occhi e immaginare come ci si sposta il corpo , che cosa si provi . " Il dottor Smith afferma a soli 5 minuti concentrati al giorno dovrebbe fare il trucco . Che 5 minuti al giorno si traduce in 22 - sterline l'anno ! Volete una prova ?

Il dottor Smith ha fatto uno studio presso la Manchester Metropolitan University con 3 gruppi di persone . Il 1 ° gruppo concentrato sulla contrazione muscolare 20 volte al giorno per un mese intero . Il 2 ° gruppo in realtà ha fatto il vero esercizio . Il dottor Smith ha scoperto che il 2 ° gruppo che ha fatto l'esercizio effettivo , aumentato la loro forza del 33 % . Il 1 ° gruppo che immaginava le contrazioni muscolari aumentato la loro forza del 16% ! Il terzo gruppo che non ha fatto nulla aumentato la loro forza da 0 % .

Ora chi può usare questa applicazione Mind- Over- Matter ? È possibile ! E lo si può fare un po 'ovunque (tranne la guida o le attività che mettono in pericolo la vita o altre vite) . Prova a fare prima di andare a dormire la notte . Quindi provare, crederci, devi credere FUNZIONA ! La tua mente è una macchina stupefacente nessun computer può eguagliare ! Vedere Terapia Vision .

ESERCIZIO VIDEO: Esercizio video possono sicuramente ottenere a perdere quel peso indesiderato . Oltre ad aiutare a perdere peso , si può esercitare nella privacy della vostra casa e di esercitare in base al vostro programma. Non acquistare tutti i video di esercizi . Perché ? Causa ci sono un sacco di em ' alla vostra biblioteca locale . Di seguito è riportato un elenco di video di esercizi che ho trovato in una delle biblioteche che vado a (Scott Air Force Base , IL) e non ho elencare quelli che sono già andati . Ok, cominciamo con All Day Yoga:

- All Day Yoga
- AM e PM Workout

- Chiunque può Danza Hip Hop
- Biggest Loser Workout
- Biggest Loser allenamento 2
- Corpo di destinazione Abs
- Moms Buff To Be
- Brucia & Firm Circuit Training
- Cardio Pilates
- Dance For Weight -Loss
- Danza It Off
- Dance to Fitness
- Danza Yourself Thin
- Facilità di Pilates
- Sera lo stress Yoga uscita
- Ognuno di Spagna
- Fat Burning Passeggiata II
- Fat Burning Yoga
- Consistenti, The - Sistema Body Sculpture
- Muoviti - Camminando per dimagrire
- Allenamento Hula - Principianti
- Allenamento Hula - Weight -Loss
- Sollevare il peso per perdere peso 2
- Più Yoga per il resto di noi
- New Ballet Workout , Il
- Pilates Abs & Vita
- Pilates Workout Avanzato
- Pilates Abs & Butt
- Pilates Butt & Fianchi
- Pilates completo per Inflessibile persone
- Pilates completo per dimagrire
- Pilates per ogni corpo
- Pilates On The Go
- Pilates Principi
- Pilates Perdita di peso allenamento per principianti
- Pilates Workout For Dummies
- Power Yoga

- Restringimento della Zona Fat Femminile
- Resta Palla Nucleo Workout
- Tae Bo
- Tae Bo - Energy Foundation
- Tae Bo - forza & potenza
- Tai Chi Per Principianti
- Total Body Sculpt W / Gilad
- Totale Yoga Corpo
- Ultimate Circuit Passo
- Urban Hip Hop
- Walk Away The Pounds
- Weight - Loss Walk - 4 Miles
- Yoga condizionata per Weight -Loss
- Yoga Fit Bambini
- Yoga per principianti
- Yoga per il resto di noi
- Yoga per dimagrire
- Yoga Zone - Fat Burning
- Zumba - Avanzato
- Zumba - Principianti
- Zona Pilates Mat & Ball Workout

Dai, andare in biblioteca e prendere un paio di video e iniziare a muoversi . C'mon smettete di leggere questo Intelligence Report speciale e raggiungere a piedi la vostra biblioteca locale e farli esercitare il video ora! Riesco ancora a vederti seduto lì . Stai ancora leggendo questo non è vero? OK , facciamo trasportare -on con il digiuno .

DIGIUNO: Il digiuno è un economico, terapia efficace per una vasta gamma di condizioni come le allergie , artrite , mal di testa , ipertensione, ... Sollevando il corpo del compito di digerire cibi (no food) , il digiuno permette al sistema di purgarsi tossine expediting così il processo di guarigione . Durante il digiuno , il fegato converte zucchero immagazzinato in glucosio per combustibile . Quando gli zuccheri immagazzinati sono esaurite , il grasso viene bruciato per il carburante .

La maggior parte dei digiuni durano solo pochi giorni (02-04 giorni) . Alcuni esperti medici hanno i loro pazienti andare su un veloce , ma anche farli bere succo di frutta fresca , succhi di verdura fresca , acqua pura , o una combinazione di queste bevande . Il digiuno sarebbe durato un paio di giorni , il tempo necessario per il corpo a eliminare dalle tossine . Alcuni esperti medici considerare frutta e succhi vegetali come cibo e hanno i loro pazienti a digiuno bere solo acqua pura . Vedere Terapia Juice e terapia di disintossicazione .

CIBI CHE TI FANNO SENTIRE PIENO: Ecco un vero e proprio elenco rapido di alimenti nutrienti che ti fanno sentire pieno, ma non sono ad alto contenuto di calorie . Questi alimenti ti aiuterà a perdere quel peso in più malsana . Utilizzare questi alimenti come parte dei vostri pasti sani per iniziare a perdere peso oggi . Sei pronto ? Qui sono: mele , albicocche , broccoli , melone , carote, sedano , cetrioli , melanzane , pompelmo, melata , lattuga , funghi , arance, papaia , pesche, pere , ananas , lamponi , spinaci , zucca , fragole , pomodori e anguria . Vedi altri alimenti nutrienti in questo Intelligence Report speciale , e vedere Enzimi , Tonic di Vita e l'Acqua .

FIBRA: Fibra viene da alimenti vegetali . Non vi è nessuna fibra in alimenti come uova , carne di manzo , formaggio, pollo , carne di maiale ... Fibra non è digerito , ma non fornisce calorie . Velocità di fibra fino alla eliminazione degli sprechi e combatte la stitichezza . Fibra aiuta a rimuovere il colesterolo (abbassa il colesterolo) e sostanze chimiche cancerogene dal vostro sistema corpo.

I nutrizionisti raccomandano almeno 35 grammi e fino a 70 grammi di fibre al giorno . Fibra aiuta a passare il cibo attraverso l'intestino più velocemente e riduce l'assorbimento dei grassi !

Quindi, se si mangia tutti gli alimenti grassi assicurare che la fibra viene consumato durante il pasto . Una dieta ricca di fibre può essere un fattore nel ridurre i livelli di colesterolo . Ricordate, fibra proviene da alimenti vegetali . Leggere i fatti nutrizionali su tutti i prodotti alimentari che si acquista . Stare lontano da alimenti che sono ricchi di grassi saturi , sodio e colesterolo . Scegli alimenti che sono hanno poca o nessuna grassi , sodio e colesterolo , ma hanno ampio di proteine, carboidrati, fibre , vitamine ...

Secondo il Dott. Elaine Fox , (Chief Nutrizionista e il direttore esecutivo del Centro Nord Nassau Health Center , New York - La Guida per una dieta più sana - Mangiare bene Be Well VIDEO) , la fibra è la parte indigeribile degli alimenti (frutta , verdura e cereali integrali).

Fibra attinge acqua ad esso aumentando così la salute del sistema gastrointestinale . Se il cibo rimane in basso intestino (colon), per troppo tempo, pause batteri giù i residui di grasso che causano il cancro produzione di sostanze chimiche .

Fibra aumenta il tempo di transito (tempo tra quando il cibo viene consumato quando viene eliminato) , in modo che i residui di cibo non rimane nel basso intestino troppo lungo che può causare batteri che potrebbero abbattere i residui di grasso che causano il cancro producendo prodotti chimici. Il tempo di transito deve essere compresa tra 24 a 36 ore . Una buona alimentazione bilancia il tempo di transito . Se il tempo di transito è di oltre 36 ore , aumentare gradualmente la fibra.

Fibra aiuta anche a legare il colesterolo . Il consumo di fibra sembra abbassare il colesterolo , oltre ad essere nutriente . Ogni grano intero ha fibre e riso integrale (versi riso bianco) , crusca di avena , crusca di frumento , frutta e verdura (soprattutto carote) .

PESCE: Gli esperti di salute di cuore hanno trovato i benefici del consumo di pesce sono ancora maggiori di quanto precedentemente realizzato. Nel 1985 il New England Journal of Medicine ha rilevato che " il consumo di non più di uno o due piatti di pesce alla settimana può essere di importanza preventiva in relazione a malattia coronarica . " Omega - 3 grassi nei benefici pesce del cuore rendendo il sangue meno esposte al processo di coagulazione anormale che può portare ad un attacco cardiaco .

Tassi di pesce fresco di alta per mantenere la pressione del sangue in una gamma sana . Jichi Medical School in Giappone hanno dimostrato che i livelli di colesterolo "buono" HDL erano alte tra i giapponesi che mangiano più pesce! Pesce può anche aiutare coloro che soffrono di artrite .

Secondo il Dott. Joel Kremer di Albany Medical College di New York , supplementi giornalieri di EPA (acido eicosapentaenoico), olio di pesce portato drammatico sollievo alle infiammazioni e rigide articolazioni causati da artrite reumatoide . Il pesce è meno ingrasso e più digeribile di manzo . Pesce è ricco di selenio, minerale che ha dimostrato di scacciare il blues.

Ci sono una ventina di varietà di pesci che possono essere acquistati al supermercato . Quattro grammi di pesce arreda ovunque da 89 calorie per 236 calorie , con crudo eglefino avendo il conteggio delle calorie più bassa di 89 e quattro once di tassi di aringhe in scatola il conteggio calorico più alto di 236.

* Il salmone è a basso contenuto di grassi saturi e ad alto contenuto di Omega- 3 acidi grassi . Salmone fornisce solo 233 calorie per 4,5 once bistecca e solo 6 grammi di grassi per tre once .

Secondo i ricercatori dell'Università di Cincinnati , Ohio , i ricercatori hanno bloccato sia l'emicrania e malattie renali con Omega - 3 oli di pesce . Emicrania generalmente attenuate fino a circa il 60 per cento di coloro che hanno preso le capsule di olio di pesce per sei settimane . Il numero di attacchi di emicrania è sceso da 2 a settimana per 2 ogni 2 settimane e sono stati meno gravi !

Quei pazienti con diagnosi precoce di malattie renali , hanno mostrato un ritardo di deterioramento renale passando da grassi animali e Omega- 3 oli di pesce . Secondo il Dott. Uno Barcelli , assistente professore di medicina presso l'Università di Cincinnati , "Sembra l'olio di pesce deve essere utilizzato relativamente presto nel processo di malattia . " La terapia L'olio di pesce ha avuto alcun effetto sui pazienti con malattia renale avanzata .

È il pesce un alimento cervello? E 'sicuramente ! Il pesce è nota per essere cibo per la mente ! Secondo il Dr Judith Wurtman , ricercatore principale presso il MIT , la proteina alta nei pesci , e cioè l'aminoacido tirosina , può una spinta al cervello neurotrasmettitori noradrenalina e dopamina , che stimola la mente e che vi farà sentire più vigile. Tre o quattro grammi di pesce (alla griglia o alla griglia) è sufficiente.

ATTENZIONE: Di pesce cibo viene notato di avere 1/10 di Omega -3 olio di pesce rispetto a una lattina di salmone Chinook . Di pesce cibo è per lo più fatto da coregone già povera di grassi e Omega-3 . Troppo Omega- 3 maggio bloccare normale coagulazione del sangue e portare ad un eccessivo sanguinamento . I ricercatori hanno scoperto che le capsule di olio di pesce omega-3 può effettivamente aggravare il diabete con la produzione di un forte aumento di zucchero nel sangue e di un calo della secrezione di insulina .

CINQUE BIANCHI MORTALE, LA: Sono qui per dirvi che è molto importante non solo per " Eat The Right Stuff " (cibi sani in tutto questo Intelligence Report Speciale), ma è molto importante per evitare di " The Five Deadly Bianchi ". Questo argomento è molto importante in modo qui va :

Quali sono i Cinque Bianchi Deadly (FDWs)?
I cinque bianchi mortali sono (elencati in ordine come la minaccia più pericolosa per la salute): Carne , latte , sale, zucchero e farina bianca.

* Carne - carne contiene grassi e di grassi è già collegato a molti tipi di cancro , malattie cardiache, ictus , diabete ... Mangiatori di carne consumano oltre 50 chili di grasso (colesterolo) ogni anno !

* Caseificio - Latte pastorizzato cambia il calcio per una forma inorganica che non può essere assimilato dal corpo. Prodotti di origine animale sono indicati come fonti mi LDL (colesterolo cattivo) .

* Sale - Il tuo corpo ha bisogno di sodio , ma il cloruro di sodio (sale da cucina) può essere tossico per il tuo corpo ! Per ulteriori informazioni e un prodotto di sodio di gran lunga superiore vedere Whole Sale.

* - Zucchero è legata a una grande varietà di problemi di salute e osservato per ostacolare il sistema immunitario . Per un'alternativa alla aspartame Sede Super Sweet Stevia .

* Farina bianca - Farina bianca manca la maggior parte dei buoni ingredienti prima della sua elaborazione . E ' sbiancato , vitamine sintetiche aggiunte e si chiama " arricchito ". Ricordate il detto relativo pane " Il più bianco il pane , prima sei morto ! " Vedere Pane , The Five Deadly Bianchi e sale integrale .

Ora diamo un'occhiata a ciascuno di questi cinque BIANCHI mortali e vedere cosa sono e perché sono una grave minaccia per la salute a voi e possibilmente altri intorno a te . Inizieremo con la carne .

PRIMO MORTALE BIANCO - CARNE

Qual è la definizione di carne?

Carne è definita come la carne commestibile (tessuti molli del corpo - animale) dei mammiferi come distinto da quello di pesce o pollame . Carne commestibile incluso il pollame e alcuni pesci e crostacei.

Suoni innocuo per me . Come può la carne di essere dannoso per la mia salute?

Carne contiene grasso e il grasso è già collegato a malattie cardiache , molti tipi di cancro , molte malattie degenerative troppo numerosi per annotare e non dimenticare di obesità - grasso fa ingrassare . Gli americani consumano enormi quantità di grasso di ogni anno.

A partire dal 1991 , l'americano medio consuma circa 50 chili di grasso ogni anno ! Quello era dati dal 1991 ! Si può scommettere che l'americano medio consuma ancora di più!

Hai già letto le moltitudini di morti causate da malattie cardiache e il cancro nelle sezioni precedenti ! Grassi e colesterolo vanno di pari passo e dove si trova un numero di colesterolo alto , è probabile che troverete il killer silenzioso - Ipertensione - pressione alta !

Se la carne è così pericoloso , la gente dovrebbe essere in calo morti intorno a me !
Sono ! Come ho detto in premessa , più di 1.400.000 americani muoiono ogni anno per malattie cardiache, cancro e ictus . Immaginate che molte persone di fronte a voi ! Ogni anno il numero di morti ricomincia ! 1 , 2 , 3 , 500 , 20.000 , 500.000, 1.000.000 , 1.400.000 e oltre !

Ho bisogno di mangiare carne . Che dire di tutte le proteine e altri nutrienti sarei mancare se non ho mangiato carne?
Sì, avete bisogno di questi elementi essenziali e nutrienti vitali. Tuttavia, quando un alimento viene riscaldato e cotto , il calore provoca una reazione chimica . Proteine e quegli enzimi molto importanti non sono più gli stessi nutrienti benefici ! Sono praticamente senza valore per il vostro corpo . Assicuro si legge su proteine nella sezione 14 e assicurare il ascoltate il nastro audio Perché sono tutti così malato e stanco ? Quindi ora sei consumo di carne che ha il grasso che è dannoso e mortale in più di un modo e il valore nutrizionale è praticamente inutile!

Ho pensato che la carne era davvero buona per voi . E 'davvero così male alla salute?
Se si pensa che la carne si acquista presso il vostro negozio di alimentari locale deriva dal bestiame al pascolo su pendii erbosi chimico - liberi e tossina-libero , così è meglio che si pensa di nuovo . Al giorno d'oggi , è difficile trovare carne fresca biologica sollevato . Una grande percentuale di bestiame sono allevati nella più veloce , modo più economico e più innaturale possibile.

Perché? Il denaro è la motivazione della carne imprese di produzione . L'uso di farmaci sono comuni in allevamento del bestiame . I bovini sono caricati con antibiotici, farmaci , pesticidi e vitamine sintetiche . Prima di essere condotto al macello , i bovini sono carichi di tranquillanti e tenera la carne . Altri animali come polli , agnelli , maiali, vitelli vengono allevati anche in maniere molto innaturali . La carne contaminata viene passato -on per il consumatore .

Perché sono così tanti americani affetti da malattie cardiache, cancro e decine di altre malattie? Seconda cosa e dove si compra , la carne viene caricato con grassi saturi . Grassi saturi è legata a malattie cardiache , cancro e molte malattie degenerative .

In altre parole , grassi saturi è legato alla sofferenza e alla morte ! Se si deve mangiare carne , acquistare la carne più magra si poteva trovare . Per rendere più succoso , mettere un po ' Olio Extravergine di Oliva su di esso e assicurarsi che non ci sono un sacco di frutta, verdura e buona acqua pulita !

Se vi piace un sapore salato , senza il sale , prova Bragg Aminos Liquid . Esso contiene 15 aminoacidi sani ! Vedere Scienza Salute , Olio d'oliva , sale integrale , e $ 10,000.00 DIMAGRIMENTO BET DIETA.

SECONDO BIANCO MORTALE: LATTICINI

I prodotti caseari sono dannosi per la salute? Stai scherzando?
Prima parleremo di latte . Mi piacerebbe vedere la prova in cui le mucche da latte sono assolutamente gratuiti di farmaci , tossine , antibiotici ... cui potranno essere comunicati al consumatore .

In secondo luogo, quando il latte viene pastorizzato senso è riscaldato a temperature di 160 gradi o più , che calore provoca una reazione chimica che cambia calcio per una forma inorganica che non può essere assimilato o utilizzato dal corpo come si pensava .

In terzo luogo, i prodotti lattiero-caseari - prodotti di origine animale rappresentano una fonte di bassa densità lipo - proteica (LDL) colesterolo cattivo ! Il colesterolo alto porta ad attacchi di cuore, malattie cardiache, ictus e altre malattie cardiovascolari ! Gli americani hanno il colesterolo media di 212 a causa della malsana dieta americana e cattive abitudini alimentari .

Le malattie cardiache sono il killer numero uno degli americani . Più americani muoiono di malattie cardiache rispetto a tutte le morti per cancro combinati . Circa 1.500.000 di attacchi di cuore hanno luogo ogni anno con circa 250.000 che sono fatali entro quindici minuti . Torna indietro e leggere la Sezione 08 e leggere il legame tra colesterolo e malattie cardiache , pressione alta ...

TERZO MORTALE BIANCO: SALE

Lo sapevate che la parola " salario " deriva dal latino " sal ", che significa sale. I soldati romani si sono detti per essere " che si rispetti ". Essi sono stati spesso pagati in sale piuttosto che soldi . Salt noto anche come cloruro di sodio è composta da 40 percento di cloruro di sodio e il 60 per cento . E ' essenziale per la vita ed è un minerale molto importante per il vostro corpo . Senza di essa , si dovrebbe morire . Questo minerale aiuta a mantenere i livelli dei fluidi tra le cellule e il sistema sanguigno e agisce anche come un elettrolita per aiutare le reazioni chimiche ed elettriche nel vostro corpo .

Tuttavia, se si sta consumando troppo sale , la pressione alta può affiorare . Problemi di salute connessi sale sono causati da diete costituite da elevate quantità di composti di sodio raffinato e uno stile di vita couch - potato . Sale da cucina (la roba che si , ma al supermercato) è un (non utilizzabile per il corpo) composto inorganico di sodio e cloro .

E ' tossico ! Sale da tavola manca più di 80 minerali che proteggono il corpo dagli effetti tossici di cloruro di sodio allo stato puro! Sale che è cloruro di sodio quasi puro viene riscaldato in un forno e spogliato dei suoi minerali vitali tampone e può contribuire alla malattia cardiovascolare.

Se vi piace un sapore salato , senza il sale , prova Bragg Aminos Liquid . Esso contiene 15 aminoacidi sani ! Vedere Scienza Salute e olio di oliva e sale integrale per una diversa e più sana alternativa al cloruro di sodio . Se è necessario che il sale, vedere i Grano e Sale Society.

QUARTO BIANCO MORTALE: ZUCCHERO

Lo zucchero è un dolce carboidrato cristallino , saccarosio . Durante la Rivoluzione americana , gli americani consumano circa 20 chili di zucchero all'anno . Oggi si tratta di circa 125 chili di zucchero all'anno ! L' americano medio consuma 100 grammi di canna e zucchero di barbabietola quotidiana . Tra i cibi raffinati che gli americani mangiano , nessuno è così dannoso come lo zucchero. Lo zucchero è stato collegato a malattie degenerative come l'invecchiamento, la cataratta , il diabete , ipoglicemia , carie e problemi di stomaco .

Lo zucchero è stato collegato anche a compromettere il funzionamento del sistema immunitario . Studi hanno dimostrato che lo zucchero può falsare la chimica di anticorpi o ridurre le cellule linfocitarie che sono importanti per la risposta immunitaria.

A peggiorare le cose, una dieta ad alto contenuto di colesterolo , grassi saturi e zuccheri aumenta solo i fattori di rischio associati a malattie cardiache . I cibi più elaborati che si mangiano lo zucchero più elaborati si consumano .

Prodotti di consumo come la torta , verdure in scatola , biscotti, farmaci come sciroppo per la tosse - gocce per la tosse , ketchup, prodotti ortofrutticoli surgelati, condimenti per insalata , bibite , zuppe, cene TV e anche prodotti del tabacco , come sigarette , sigari e tabacco da pipa . Provare a sostituire il miele grezzo per quel raffinato zucchero malsano , e leggere su stevia in questa particolare sezione .

Uno sconosciuto minaccia la salute dolce è chiamato aspartame , un dolcificante sintetico (nomi di marca NutraSweet & Equal), è stato collegato a molti problemi di salute .

Che cosa è l'aspartame?

Più di 30 anni fa , un chimico alla ricerca di un farmaco per alleviare le ulcere sono imbattuto in una nuova scoperta che oggi conosciamo e usiamo come aspartame . L'aspartame , un dolcificante sintetico (nomi di marca NutraSweet & Equal), è stato collegato a molti problemi di salute .

L'aspartame è legata a molti problemi di salute?

Sì , aspartame è notato per generare metanolo nel tratto intestinale, che piccole quantità di questa tossina potrebbero causare notevoli problemi agli occhi . Il metanolo è un liquido incolore, velenoso usato principalmente come solvente , petrolio ...

L'aspartame è nota per causare tumori cerebrali nei ratti . Un aumento dell'incidenza di tumori cerebrali negli Stati Uniti è stato notato da aspartame è stato aggiunto al nostro approvvigionamento di cibo! Secondo il National Cancer Institute , l'incidenza di tumori cerebrali maligni primitivi comuni è in aumento in coincidenza con la concessione di licenze per l'utilizzo di aspartame nelle bevande , nel luglio 1983.

Ci sono altri problemi di salute associati con l'aspartame?

Ci puoi scommettere ! E ' anche sospettato di causare crisi epilettiche . HR Roberts , MD , FACP , ha testimoniato davanti al Congresso e la FDA . Si sente l'aspartame può essere responsabile per il crescente numero di problemi agli occhi.

Egli consiglia i pazienti affetti da problemi di vista come macchie nere , visione offuscata , luminoso lampeggia , diminuzione della vista , visione a tunnel e altri problemi agli occhi , eliminare l'aspartame dalla loro dieta per un mese prima di qualsiasi trattamento aggressivo . In molti casi , limitando aspartame può alleviare molti di questi sintomi di visione .

L'aspartame è legato anche i seguenti sintomi \ afflizioni :
* Dolori & * attacchi di ansia
* Cecità * confusione
* Depressione * difficoltà respiratorie
* Edema * fatica
* Mal di testa * perdita di udito
Palpitazioni * cuore * iperattività
* Perdita di memoria * problemi mestruali
* Dolori muscolari * nausea
* Braccia intorpidite * ronzio nelle orecchie
* Lesioni cutanee * insonnia ...
* Molti di più !

Non consumare dolcificanti sintetici come NutraSweet & Equal , così sto bene , giusto ?
Sei una lunga strada da essere OK ! Un lungo cammino ! Nel 1991 ci sono stati 1.500 prodotti dolcificati con aspartame . Un anno dopo ci sono stati 4.000 i prodotti dolcificati con aspartame . Entro il 1996 ci possono essere più di 15.000 prodotti contenenti aspartame !

Molti prodotti contenenti aspartame sono probabilmente nella vostra cucina in questo momento e che hai li state consumando per mesi o anni ! Se hai sofferto o attualmente soffre di uno qualsiasi dei sintomi o afflizioni annotati nella pagina precedente , primo sguardo al trattamento meno invasivo - la vostra dieta e sguardo al tuo consumo di aspartame ! Un'alternativa alla aspartame si chiama stevia !

Che cosa è la stevia?
I giapponesi hanno sviluppato un metodo per affinare i glicosidi dolci fuori della foglia di stevia creazione di un nuovo prodotto chiamato stevioside che è 300 volte più dolce dello zucchero ! Al momento in cui scriviamo la FDA permette stevia di essere utilizzato come integratore nutrizionale \ dietetico e non come additivo alimentare (aziende di produzione alimentare non possono usarlo).

Stevia è nota per essere superiore a aspartame (nomi di marca NutraSweet & Equal), che è stato collegato a problemi di salute . Stevia può essere acquistato presso negozi di alimenti naturali o da Body Ecology (1-800 - 4STEVIA) e diretto dei consumatori (1-800-947-6417) .

ATTENZIONE: Se è necessario utilizzare un prodotto zucchero , usare con parsimonia .

Che dire di saccarina , è sicuro?

Saccarina è una polvere cristallina bianca , di sapore circa 500 volte più dolce dello zucchero di canna , utilizzato come dolcificante privo di calorie . Permettetemi di darvi una citazione da pacchetto di zucchero rosa di Sweet'N basso che contiene saccarina e viene venduto in tutto il mondo : " L'uso di questo prodotto può essere pericoloso per la salute Questo prodotto contiene saccarina che è stato stabilito per causare il cancro negli animali da laboratorio . ». Sweet'N Low è un sostituto dello zucchero semolato . Se si utilizza questo prodotto , leggere e rileggere il "WARNING " fino a che non affonda in!

QUINTO MORTALE BIANCO: FARINA BIANCA

Farina bianca manca la maggior parte degli ingredienti di buona (crusca e germe) prima del suo trattamento finale . E ' sbiancato , vitamine sintetiche aggiunte (catrame di carbone -derivato -cancerogeno) e si chiama " arricchito ". Vai a capire ! Ricordate il detto ho dato è di pani - " Il più bianco il pane , prima sei morto "

Anche quando il pane è cotto , la reazione chimica con il calore utilizzato per cuocere il pane in realtà distrugge molte delle sostanze nutritive che erano lì prima della cottura !

Semi di lino: Nel 1909 , la persona media degli Stati Uniti consuma circa 125 grammi di grasso al giorno . Oggi la persona media negli Stati Uniti consuma circa 175 grammi di grasso , con un incremento del 40 per cento o circa 50 £ in più all'anno e l'aumento ! Dell'aumento totale del consumo di grassi e oli , grasso , margarina , olio di insalata raffinato e cucina conto oli per il cinquanta per cento . Questo aumento di grasso negli anni è indubbiamente legato l'aumento delle malattie degenerative . Al fine di prolungare la durata di conservazione di molti prodotti , gli acidi grassi essenziali (grassi buoni) sono stati appositamente elaborati dalla maggior parte degli alimenti . Questo è vantaggioso per il produttore , ma malsano per il consumatore americano - VOI! Circa l'80 % degli americani sono carenti di acidi grassi essenziali . Semi di lino ha un alto contenuto di acidi grassi essenziali.

Semi di lino fornisce al corpo gli acidi grassi essenziali necessari e più ricchi in Omega-3 di olio di pesce e confeziona oncia più fibra per oncia di crusca d'avena !

Qui di seguito sono alcuni vantaggi osservati di semi di lino :

* I malati di cancro Scherzi malati sono stati trattati con l'olio di semi di lino e basso contenuto di grassi ricotta dal Dott. Johanna Budwig . In un periodo di circa 90 giorni , a poco a poco si allontanava tumori . I sintomi di anemia , cancro, diabete e disfunzione epatica sono stati completamente alleviati !

* Secondo uno studio condotto in Gran Bretagna dal dottor Sinclair , una carenza relativa di acidi grassi essenziali, svolge un ruolo importante nelle cause di arteriosclerosi , trombosi coronarica , diabete mellito, ipertensione , sclerosi multipla e alcune forme di malattie maligne !

* Dr. JR Vane condiviso il Premio Nobel per la medicina 1982 per il suo lavoro dimostrando come il metabolismo degli acidi grassi Omega-3 ha aiutato a prevenire problemi cardiaci.

* Un medico statunitense , il dottor Donald Rudin ha scoperto che la carenza di acidi grassi Omega- 3 è la causa di base delle principali malattie mentali , perché gli acidi grassi forniscono la sostanza su cui niacina e altre vitamine B agiscono per formare gli ormoni tissutali prostaglandina -3 della serie che sono acidi grassi speciali missioni che regolano neurocircuiti attraverso tutto il corpo .

La Food and Drug Administration (FDA) ha recentemente stipulato un , 2 milioni dollari contratto di 3 anni con il National Cancer Institute (NCI) alla ricerca l'effetto di semi di lino sui vari problemi di salute . La FDA condurrà ruolo esperimenti confermando di semi di lino nel metabolismo dei grassi e del colesterolo , la mineralizzazione delle ossa e il sistema immunitario . Questa ricerca farà di semi di lino uno dei nutrienti più intensamente studiato utilizzati in qualsiasi prodotto alimentare .

I semi di lino sono una grande fonte di sano fibre solubili e insolubili e proteine . Solo 1/ 4 di tazza (50 grammi) di semi di lino fornisce 20 grammi di fibre . Ricordati di fibra è nota per migliorare , curare , prevenire :
* Il cancro del colon .
* Costipazione .
* Diverticolosi .

* Le emorroidi .
* Migliora il metabolismo di zuccheri nel sangue .
* Abbassa la pressione sanguigna .
* Abbassa il colesterolo .
* Protegge contro altri tipi di cancro .
* Cancro rettale .
* La perdita di peso .
* Molto di più ...

IDRATAZIONE FORZATA: questo è un termine usato in campo militare che dirige il soldato di bere acqua secondo un calendario preplanned assicurato che il soldato è adeguatamente idratati in ogni momento. L'idratazione forzata è implementato per evitare perdite di calore . Ma è possibile utilizzare l'idratazione forzata per aiutare a perdere peso . Gli esperti dichiarano di bere 08 bicchieri di 08 once di acqua al giorno .

L'acqua è un soppressore naturale e non ha grassi , senza carboidrati , senza calorie . Impostare un programma di idratazione forzata e bastone ad esso . Non bere acqua di rubinetto - bere acqua depurata . Devo dirvi , tante persone un ex - paffuti hanno attribuito la loro perdita di peso a bere molta acqua pura . Quindi bere up .

GARCINIA CAMBOGIA: Un'erba perdita di peso dall'India . Questa erba ha un ingrediente che blocca l'eccesso di glucosio si trasformi in grasso . Un prodotto che ha un estratto di Garcinia Cambogia è chiamato Citrimax . Garcinia cambogia ia un potenziatore metabolico . Si giri -up il vostro motore brucia-grassi ed è un soppressore naturale dell'appetito .

SPICCHIO D'AGLIO SOPPRESSORE: Se avete voglia di mangiare solo per il gusto di farlo (depressione , stress , ...) e non correlata ad essere affamato , prova questo soppressore dell'appetito. Strofinare uno spicchio di aglio fresco sul labbro superiore . Questo dovrebbe sopprimere l'appetito , anche se non mangia nulla . Vedere Healing aglio .

GERSON DIETA: Nel 1919 , il Dr. Max Gerson ha sviluppato una dieta per eliminare i suoi mal di testa. Il Gerson dieta consiste di alimenti che sono a basso contenuto di grassi , proteine del grano e prodotti , mentre utilizzando grandi quantità di succhi di verdura freschi, crudi e altri alimenti crudi . Dr. Gerson ha scoperto che attraverso la sua ricerca, ha scoperto non solo ha fatto questa dieta elimina i suoi mal di testa , ma la maggior parte di altri problemi di salute come l'artrite , il diabete e persino cancro terminale !

INDICE GLICEMICO ALIMENTI(IGA): La gente di tutto il mondo stanno utilizzando il seguente IGA come parte dei loro obiettivi di perdita di peso . Hai anche visto spot televisivi che offrono pasti utilizzando il IGA . Indice glicemico alimentare (IGA) indica il modo in cui il corpo risponde a diversi cibi che aumentano i livelli di zucchero nel vostro corpo . Più alti i livelli di zucchero più è difficile per il vostro corpo a mantenere un peso sano . Alcuni alimenti con elevati rating di IGA inondare il vostro corpo con gli zuccheri , mentre altri ne sono esclusi e gli zuccheri che fanno rilascio avere a lento rilascio di energia , il metabolismo , e minimo o nessun aumento di peso .

Ogni alimento viene assegnato un punteggio tra 0 - 100 con un punteggio superiore del 100 per cibi ad alto indice glicemico e un rating verso 0 Valutazione essendo alimenti a basso indice glicemico . Linea di fondo , gli alimenti con un basso rating IGA ti danno i risultati migliori per la perdita di peso . Cominciamo con la frutta :

Frutta IGA Valutazioni:
Ciliegie ---------------------------- 22
Pompelmo -------------------------- 25
Prunes ----------------------------- 29
Albicocche (essiccate) -------------------- 30
Mela ------------------------------ 38
Pesca (in scatola in succo) ----------- 38
Pera (fresco) ------------------------ 38
Plum ------------------------------ 39
Fragole ----------------------- 40
Arancione , Navel ---------------------- 42
Peach (fresco) ------------------------ 42
Pera (in scatola) ---------------------- 43

Uve ----------------------------- 46

Mango ------------------------------ 51

Banana ------------------------------ 52

Cocktail Fruit ---------------------- 55

Papaya ------------------------------ 56

Uvetta ------------------------------ 56

Albicocche (freschi) -------------------- 57

Kiwi -------------------------------- 58

Fichi (essiccato) ------------------------- 61

Albicocche (in scatola) ----------------- 64

Cantalupo ------------------------- 65

Ananas (fresco) ------------------ 66

Anguria ----------------------- 72

Date ------------------------------- 103

Vegetali Di IGA Valutazioni:

Broccoli --------------------------- 10

Cavolo --------------------------- 10

Lattuga --------------------------- 10

Funghi ----------------------- 10

Cipolle --------------------------- 10

Peperoni rossi ----------------------- 10

Carote ---------------------------- 49

Piselli ----------------------- 48

Mais (fresco) ----------------------- 60

Barbabietole ------------------------------- 64

Zucca ------------------------- 75

Pastinaca --------------------------- 97

Pane IGA Valutazioni:

Pumpernickel ---------------------- 41

Lievito naturale ------------------------ 53

A pietra del grano intero ---- 53

Pita del grano intero ---------------- 57

Tutto pasto Rye -------------------- 58

Hamburger Bun -------------------- 61

Croissant --------------------------- 67

Taco Shell -------------------------- 68

Bianco ------------------------------ 70

Bagel -------------------------------- 72

Panino Kaiser ------------------------ 73

Pane Sufiing ----------------------- 74

Grano intero 100 % --------------- 77

Francese Baguette -------------------- 95

Bean & Pea IGA Valutazioni:

Chana Dal --------------------------- 08

Ceci , secchi ----------------------- 28

Fagioli , secchi ------------------- 28

Lenticchie -------------------------- 29

Lima Fagioli (surgelati) ----------------- 32

Yellow Split Peas --------------------- 32

Ceci (in scatola) ----------------- 42

Piselli Blackeyed (in scatola) ---------- 42

Baked Beans ------------------------- 48

Fagioli (in scatola) ------------- 52

Nota: Vedere *Baked Beans Perdita Di Peso*.

Zuppa Di IGA Valutazioni:

Pomodoro -------------------------------- 38

Minestrone -------------------------- 39

Lenticchie ----------------------------------- 44

Black Bean --------------------------- 64

Pea ------------------------------------- 66

Seguire le istruzioni raccomandate dal marchio e secondo le istruzioni del medico .

INTEGRATORE IN POLVERE VERDE: Ho parlato delle meraviglie super- sani di spremitura e per assicurare di ottenere i benefici per la salute eccellente di spremitura si potrebbe desiderare di complimentarmi con Going Green . In altre parole , aggiungere un super polvere verde sano per il vostro bicchiere di succo di frutta . Perché ? Causa la maggior parte o tutti i prodotti in polvere verde che io abbia mai visto sono caricati con cibi verdi , fibre, verdura, frutta, minerali, vitamine, ... La cosa migliore per Going Green è, naturalmente, un negozio di alimentari di salute . Tutte le domande , chiedere al dipendente.

Stanno supponiamo di essere informati in quella zona . Aspettare - Ho elencato 02 prodotti ' polvere verde ' diversi che uso :

a) Verdi Essenziali: Verdi essenziali (17,6 once) offre un grande supplemento sano . Verdi Essential è un 'super concentrato verdi bevanda mix' e alcuni degli ingredienti sani comprendono Aloe Vera Gel , Verdi orzo , carote , Chlorella , tè verde , hawaiano alghe blu- verde , Kale , vegetali Enzimi Based , fibre prebiotiche , spinaci, pomodori , erba di grano , ... e molto di più . Verdi essenziali possono essere trovati in quasi ogni negozio di alimentari di salute .

b) Tutta L'energia Verdi Giorno: Tutti i Verdi Energy Day (11,36 once) è assolutamente caricato con tutti i tipi di sostanze nutrienti come Acerola (frutto) , estratto di erba medica (foglie) polvere , Aloe Vera (foglie) polvere , fibra di mela in polvere , pectina di mele cellulosa in polvere , succo di carota in polvere , Chlorella (cella incrinato) , Ginger (radice) polvere , Equiseto (erba) in polvere , Organic Barley Green (Ariel) Juice Powder , Prezzemolo (foglia) Juice Powder , Rosso Lampone (foglie) polvere , rosa canina (frutta) Polvere , Stevia (vedi Super Sweet Stevia) , Crescione polvere , Yucca (root) Succo di frutta in polvere , ... OK basta - Sono stanco di scrivere tutti gli ingredienti sani . Si deve vedere Institute For Living Vibrant nella sezione POC . Li rimetterebbero subito e ti manderanno informazioni sano su tutti sono ottimi prodotti.

Al momento in cui scriviamo (ottobre 2009) , mi hanno mandato una , tutte a colori molto informativo , libretto di 36 pagine dedicato esclusivamente a uno dei loro prodotti - Tutti i Verdi Energy Day . Assicuro che chiedete questo opuscolo .

Nota Importante: Anche se non lo fai succo (estratto succhi di verdura, frutta, ... utilizzando una macchina spremiagrumi) e si beve comprato al supermercato succo , ancora considerare l'aggiunta di un prodotto in polvere verde sano super per il vostro succo di frutta . Se io non ho il tempo di succo , ho semplicemente aggiungere qualche cucchiaio di tutti i verdi Energy Day, un paio di pizzichi di pepe di cayenna e un buon squirt di Bragg aceto di sidro di mele per una grande bottiglia (14 oncia fluida) di V8 piccante e sto impostato per l'intera giornata (mantenere fredda) . Potrei letteralmente vivere fuori questo super intruglio sano . Sì , sto bevendo un po 'di questo momento mentre scrivo questo Nota importante . OK , facciamo trasportare -on con Pompelmo grasso - dissoluzione .

GOJI: Gogi è un altro supplemento che è molto popolare negli Stati Uniti . Gogi bacche crescono in Cina e Mongolia . Gogi bacche sono stati utilizzati in cinese , il Tibet e l'India la medicina per migliaia di anni . E 'usato per prevenire e combattere il cancro , aiutare la vista, rafforzare il sistema immunitario , proteggere il fegato , ridurre il glucosio nel sangue , bassi livelli di colesterolo , migliorare la memoria , ... Ora qui è ciò che rende il lavoro Gogi . Goji è caricato con una taglia di antiossidanti e complimentato con vitamine e minerali . Goji viene propagandato come un disintossicante che aiuta a pulire il corpo dalle tossine perdendo peso . Seguire il dosaggio e le istruzioni riportate sull'etichetta e secondo le istruzioni del medico consigliato.

POMPELMO: Un pompelmo fornisce solo 80 calorie , è ricco di vitamina C , calcio, potassio , pectina , ad alto contenuto di fibra delizioso e privo di grassi e di sodio . Pompelmo può economicamente adattarsi maggior parte dei bilanci . Secondo il Dr. James Cerda della University of Florida , pompelmo è noto per sciogliere il grasso e colesterolo !

E ' costituito da molecole a catena lunga per il carburante e lo si riempie ! E 'fantastico per aiutare a perdere peso . Consumato prima di coricarsi , pompelmo può contribuire a promuovere il sonno suono . Se consumato al mattino , pompelmo è noto per aiutare a prevenire la stitichezza . Bere dai 6 once di succo di pompelmo prima di ogni pasto . Il succo di pompelmo contiene l' amilasi e sopprime l'appetito .

SUCCO POMPELMO: Bere 6 once di succo di pompelmo prima di ogni pasto . Il succo di pompelmo contiene l' amilasi e sopprime l'appetito . Secondo il Dr. James Cerda della University of Florida , pompelmo è noto per sciogliere il grasso e colesterolo . E ' costituito da molecole a catena lunga per il carburante e si sente in su! E 'fantastico per aiutare a perdere peso!

TÈ VERDE: Il tè che beviamo è circa il 80 % " tè nero " e circa il 20 % "tè verde". Ecco il segreto di tè verde : Circa il 30 % della foglia di tè è composto da un ingrediente chiamato polifenoli . I polifenoli sono noti per avere sia proprietà antiossidanti e antitumorali ! Ecco la differenza nella preparazione tra tè nero e le notevoli qualità di tè verde . Quando si prepara il tè nero , la foglia di tè è schiacciato . Quando la foglia è schiacciato , i polifenoli sono ossidati dagli enzimi all'interno della foglia , neutralizzando così la loro proprietà antiossidanti e antitumorali . L'ossidazione attuale trasforma il nero foglia !

Nella preparazione del tè verde , la foglia viene dapprima essiccato e riscaldato , che blocca questa distruzione enzimatica dei polifenoli . Tè verde contiene le proprietà antiossidanti e antitumorali pur contenendo meno caffeina . Gli estratti di tè verde in realtà rimangono stabili Dopo la fermentazione le foglie di tè in acqua calda . Tè verde ha il doppio della concentrazione di catechine potenti come foglie di tè nero .

Immediata tè verde ha circa 3 volte più catechina del tè nero . Più forte è la tazza di tè verde , il maggiore dei benefici attesi per la salute . Tè verde ha unito la truppa di broccoli , aglio , avena ... e altri alimenti e integratori che possono proteggere le persone dal cancro !

I vantaggi di bere il tè verde:
* Protezione antiossidante - Gli antiossidanti sono molto importanti per una protezione contro il cancro , le malattie cardiache e l'invecchiamento ! I polifenoli estratti dal tè verde hanno più effetto scavenging sui radicali liberi dell'ossigeno che anche la vitamina C ed E (noto antiossidanti) .

* Antitumorale \ antimetagenesis attività - Secondo uno studio pubblicato sul Journal of National Cancer Institute , 902 cinese con cancro esofageo e 1.552 cinesi sani a Shanghai, in Cina ha scoperto che il tè verde consumando ridotto rischio di cancro esofageo del 57 % negli uomini e 60 % nelle donne !

In altri studi , gli animali che consumano tè verde ed estratto di tè verde sono stati notati per essere significativamente protetti contro tutte le forme di cancro ! Tè verde ha un effetto antimutagenic (impedisce la produzione di sostanze cancerogene nel tratto intestinale ed il sangue).

Secondo il dottor Fung -Lung Chung della Fondazione Salute americano nel Valhalla , NY ha dichiarato che il consumo di tè verde può spiegare il tasso di mortalità più bassa del Giappone per il cancro del polmone . Dr. Chung ha dichiarato che gli uomini giapponesi fumano più degli americani , ma hanno un minor rischio di cancro ai polmoni !

* Abbassamento del colesterolo - I polifenoli contenuti nel tè verde , così come catechine sono indicati come i livelli di grassi nel sangue più bassi . In uno studio di due anni su 1.306 maschi in Giappone , è stato osservato che il consumo di tè verde è stato determinante nella riduzione del colesterolo . Nove tazze o più di tè verde al giorno hanno determinato un \ riduzione dl 8 mg . I partecipanti non hanno cambiato le loro abitudini alimentari o di qualsiasi altra variabile .

In un altro studio che ha coinvolto 6.000 nondrinking , per non fumatori , le donne di 40 anni o più vecchi , consumati almeno cinque tazze di tè verde al giorno . Lo studio ha rilevato una riduzione del 50 % nel numero di corse !

* Le proprietà antibatteriche - Il tè verde è anche noto per le sue proprietà antibatteriche . Secondo studi giapponesi , estratto di tè verde ha inibito la crescita di molti batteri che causano batteri ! Il tè verde è noto per inibire la crescita di tutti i 24 ceppi batterici isolati da canali radicolari infetti . Per maggiori informazioni su Green Tea vedono Nature Distributors , Inc. Seguire il dosaggio e le istruzioni riportate sull'etichetta e secondo le istruzioni del medico consigliato.

GUINNESS WORLD RECORD FATTI DI DIMAGRIMENTO: Se si pensa che non si può andare senza i vostri hamburger o perdere peso quindi leggere queste 03 Guinness World Record fatti :

a) Più lunga sopravvivenza senza cibo e acqua: Il 01 aprile 1979, è Andreas Mihavecz è stato arrestato e messo in una cella di detenzione a Höchst , Austria . La polizia dimenticò Mihavecz per 19 giorni . Il 18 aprile 1979 è stato scoperto nella sua cella vicino alla morte !

b) La maggior parte maschile Perdita di peso: La perdita di peso più che un uomo è stato Jon Monnoch degli Stati Uniti. Il suo peso più pesante era £ 1400 . In un periodo di 16 mesi , ha lasciato cadere il suo peso fino a 476 chili, una riduzione di 924 chili!

c) La maggior parte femminile Perdita di peso: La perdita di peso più per una donna era Rosalie Bradford degli Stati Uniti . Il suo peso più pesante era £ 1199 . Dal gennaio 1987 al febbraio 1994 , lasciò cadere il suo peso fino a 282 chili, una riduzione di 917 chili!

GYMNEMA SYLVESTRE: Questa pianta rampicante è nativo della foresta del Centro e del Sud dell'India . Gymnema Sylvestre è stato utilizzato fin dal VI secolo aC Questo incredibile erba è nota per lo zucchero nel sangue più basso e potrebbe riparare i danni alle cellule del pancreas !

Secondo gli studi sugli animali 1990 su ratti diabetici , i livelli di glicemia a digiuno è tornato normale dopo 20 a 60 giorni di trattamento . Le autopsie su questi ratti hanno dimostrato che le cellule delle isole e beta del pancreas (produce insulina) erano raddoppiati di numero rispetto al gruppo di controllo! Distruzione delle cellule beta è stato pensato per essere irreversibile !

Studi sull'uomo hanno dimostrato che 5 su 22 pazienti diabetici che assumono 400 mg di Gymnema Sylvestre al giorno per 18 a 20 mesi come un supplemento ai farmaci orali potrebbero sospendere i loro farmaci e le restanti ridotte le dosi ! I ricercatori hanno concluso che " le cellule beta possono essere rigenerate in pazienti diabetici di tipo II su GS4 (Gymnema Sylvestre) supplementazione . "

Seguire il dosaggio e le istruzioni riportate sull'etichetta e secondo le istruzioni del medico consigliato.

GUARIGIONE NERO DIRT (GND): Trova qualche ricco sporco nero e si può trovare un po 'sporco di guarigione che può rimediare a molti mali . E ora ci sono prove che ricca terra nera può contenere uno specifico ingrediente batterica guarigione . Ci sono batteri buoni e batteri cattivi e ricca terra nera possono contenere batteri buoni chiamati organismi del terreno omeostatici (GNDs) . GNDs quando nel corpo umano , distruggono organismi pericolosi che sono un male per la nostra salute , come muffe , parassiti, lieviti e altri microrganismi che interferiscono con la corretta digestione e l'assorbimento del cibo .

Milioni e milioni di americani del Nord sono malaticcio , perché la loro assunzione GNDs è carente . Secondo Jordan Rubin , ND " ... i terreni sono stati esauriti di HSOs , e l'assunzione di fuori è diminuito."

La ricerca indica che ben il 92 % delle persone che soffrono di molti problemi gastrointestinali da indigestione di sindrome dell'intestino irritabile può trovare sollievo in 04 mesi dal prendere HSOs . Secondo Paul Goldberg , DC " GNDs aiutare spiazzare gli organismi cattivi che impediscono la corretta digestione e il dolore grilletto . "

E GNDs possono offrire qualche aiuto combattimenti , quando si tratta di prevenire l'artrite . Secondo il gastroenterologo Giuseppe Brasco , MD , co-autore di Ripristino del Digestive Health - " La ricerca mostra che le persone più GNDs mangiano , più basso il rischio di sviluppare l'artrite mai . "

E GNDs possono offrire un aiuto per porre rimedio asma e allergie. Secondo l' Istituto Nazionale di allergie e malattie infettive , 35 milioni di americani sono affetti da allergie o asma . Secondo Paul Goldberg , " ... quando i pazienti prendono 04-18 GND compresse al giorno per 04 mesi , l'asma e sintomi di allergia sono ridotti del 70 % . Quando le cellule immunitarie sono regolarmente esposti a GNDs sani , imparano a smettere di reagire in maniera eccessiva alla polvere , peli di animali , pollini e altre particelle innocue per l'ambiente . Ciò significa meno del polmone , delle vie aeree, e infiammazione del seno . "

GNDs sono noti per aiutare a prevenire e o rimedio :
a) Asma
b) Stipsi
c) Allergie alimentari
d) Bruciore di stomaco
e) Indigestione
f) la sindrome dell'intestino irritabile
g) la rigidità articolare
h) Il dolore
i) artrite reumatoide

No non c'è bisogno di andare a cercare e mangiare ricca terra nera per ottenere l'assunzione di GNDs sani. GNDs si possono trovare presso i negozi healthfood locali. E vedere il Vitamin Shoppe nella sezione POC . E vedere indio .
Seguire il dosaggio e le istruzioni riportate sull'etichetta e secondo le istruzioni del medico consigliato.

GUARIGIONE AGLIO: Già nel 1500 aC , si segnala che gli egiziani elencato 22 ricette aglio per una serie di disturbi tra cui problemi di cuore , mal di testa e debolezza fisica. Ippocrate , medico greco , consiglia l'aglio come rimedio . Codice di erbe cinese indica che l'aglio invecchiato è stato utilizzato per problemi di cuore per oltre 1.000 anni . L'aglio è stato utilizzato dai guaritori per combattere le infezioni , ripulire il sistema di sostanze nocive , ridurre la pressione alta e di stimolare il sistema immunitario . Recentemente , il campo medico ha riscoperto il valore ei vantaggi delle medicine naturali del mondo vegetale . Un erba dal campo pianta nota per la sua vasta gamma di qualità terapeutiche è l'aglio . Aglio ricerca si è concentrata su numerosi settori, tra cui :
* Effetti anti- batteriche.
* Effetti antivirali.
* Antiossidante .
* La pressione sanguigna .
* Prevenzione del cancro e la cura .
* Cura cardio vascolare .
* Colesterolo .
* Miglioramento della memoria .

Aglio contiene vitamine A , B1 , C , E, calcio , germanio , ferro , potassio , selenio , zolfo , zinco e un punteggio di oligoelementi (cfr. supplementare minerali e vitamine informazioni di seguito) . Secondo il dottor Gerhard Schrauzer della University of California a San Diego , il selenio , uno dei più importanti oligoelementi da aglio , offre una protezione contro il cancro e l'aterosclerosi e aiuta a normalizzare la pressione sanguigna !

Germanio , un altro oligoelemento importante trovato in aglio , stimola la circolazione di ossigeno in tutto il corpo . Gli Stati Uniti producono circa 250 milioni di chili di aglio fresco ogni anno, che è un aumento di £ 100.000.000 negli ultimi dieci anni !

Medici europei , orientali e americani hanno riconosciuto il potere di aglio . Medici e scienziati dicono che l'aglio ha una vasta gamma di disintossicazione e di proprietà di combattimento microbo. Composti dello zolfo e allicina sono attribuiti alla guarigione meraviglia di aglio. Allicina , uno dei composti di zolfo in aglio è uno dei più attivi . Si attiva quando l'aglio intero fresco viene tagliato o schiacciato . E 'responsabile per l'odore di aglio , ma ancora più importante , l'allicina è ciò che dà all'aglio il suo potere medicinale . L'allicina è efficace contro i batteri che causano dissenteria , mal di gola , infezioni da stafilococco , il tifo insieme a curare il diabete , l'ipertensione , colesterolo alto , vaginite e la lista continua.

L'aglio ha entrambe le azioni antibatteriche e antimicotiche . Allicina dell'aglio è stato testato contro lo Staphylococcus aureus e risultato essere pari a 15 unità / mg di penicillina ! Aglio ha mostrato di interferire con la crescita del virus dell'influenza , ridurre i livelli di batteri coliformi l'intestino crasso e inibire la crescita tumorale !

L'aglio ha una sostanza potente chiamato ajoene . Formata con allicina , che è responsabile per il cuore di risparmio , la reazione anti- trombotica di aglio . Test hanno indicato che ajoene è almeno altrettanto potente come aspirina nel prevenire l'aggregazione delle piastrine e mantenendo la coagulazione del sangue . L'aglio è anche uno dei pochi alimenti che contengono un adattogeno chiamato germanio .

L'aglio è uno dei pochi alimenti che contengono un adattogeno chiamato germanio . Questa sostanza favorisce la guarigione avvertendo il sistema immunitario , riducendo depositi dannosi e distruggere i radicali liberi , sottoprodotti pericolosi che galleggiano in tutto il corpo e causare un declino nella salute .

L'aglio contiene oltre 70 composti solforati che lavorano insieme per avviare le attività biologiche come antibatterico , antibiotico , antivirale , antimicotica , combattente del cancro , cardiovascolare aiutante , nutrienti cuore , la medicina di alta pressione sanguigna , booster immunitario e un combattente del cancro della pelle .

Secondo un'analisi condotta dal Dipartimento dell'Agricoltura , un unico spicchio d'aglio contiene minerali e vitamine insieme con la sua unica alta concentrazione di composti dello zolfo :

* 7 calorie * 0,01 mg di B1
* .004 MG B2 * 1,4 mg di calcio
* 1.5 g di carboidrati * 0,01 grammi di grassi
* 0,07 mg di ferro * 0,02 mg di niacina
* 10 mg di fosforo * 26 mg di potassio
* 0,31 grammi di proteine * 0,9 mg di sodio
* 0,7 mg di vitamina C

Nell'ex Unione Sovietica , l'aglio è usato per uccidere i batteri e le infezioni lotta . L'aglio è stato testato per essere più efficace di antibiotici per specifici tipi di infezione batterica chiamato ' gram negativo' . In tutta Europa l'aglio si è guadagnato il nome di ' penicillina russa ' . Durante la seconda guerra mondiale , l'aglio (russo penicillina) è stato ampiamente utilizzato sul fronte occidentale.

Secondo lo United States Department of Agriculture , California , lo stato più grande produttrice di aglio , prodotto circa 500 milioni di chili di aglio nel 1994.

Secondo molti studi condotti in tutto il mondo , estratto di aglio invecchiato ridotto i livelli di colesterolo totale fino al 30 per cento ! L'aglio ha anche sollevato HDL (colesterolo buono) e ha ridotto l'indurimento delle arterie , riducendo al contempo colesterolo LDL (colesterolo cattivo) . Secondo la Tufts University e Diet Nutrition Letter , due spicchi d'aglio al giorno può essere così potente come alcuni farmaci per abbassare il colesterolo . L'aglio può anche prevenire i coaguli di sangue che potrebbero bloccare le arterie e portare a ictus .

Ridurre il rischio di malattie cardiache con l'aggiunta di aglio alla vostra dieta (consultare il medico) ! Un altro rapporto osserva che l'aglio aiuta a prevenire infarti e ictus controllando aterosclerosi (placche e le formazioni di grasso all'interno delle arterie che porta a blocchi nel sistema circolatorio) , pressione alta , colesterolo alto e trigliceridi alti .

Secondo gli studi del 1970 dal medico tedesco , il dottor Hans Reuter , di Colonia , in Germania , l'efficacia di aglio contro la malattia di cuore è basato su tre fronti - controllare il colesterolo , pressione sanguigna e depositi di grasso nelle arterie . Dr. Hans raccomanda di consumare solo 1-3 spicchi d'aglio al giorno .

Il British Medical Journal , The Lancet , ha pubblicato uno studio condotto da due cardiologi indiani . Lo studio ha dimostrato che l'aglio crudo ti protegge dalle malattie cardiache . EAT THE RIGHT STUFF e assicurare l'aglio è parte della vostra dieta .

Dr. Bordia e Dr. Bansal del Dipartimento di Medicina presso RNT Medical College di Udaiipur , India , ha scoperto che l'aglio dimostra per controllare il colesterolo in modo così efficace che supera gli effetti cardiotossici di grasso di burro ! In esperimenti controllati , soggetti hanno ricevuto un pasto che includeva un 1/ 4 £ al servizio di burro . Come previsto, i livelli di colesterolo nel sangue sono salito . L' esperimento è stato ripetuto , ma questa volta 50 grammi di aglio crudo (due spicchi) sono stati aggiunti al burro . I risultati sono stati sorprendenti ! L'aglio abbassa il colesterolo nel sangue di oltre il 25 per cento rispetto al livello del digiuno pre - pasto.

Secondo il Dott. David Kritchevsky , direttore associato del Wistar Institute di Philadelphia , " stavo facendo un lavoro post-dottorato in Svizzera , quando ho scoperto che la mia padrona di casa , una donna di 66 anni che guardava 44 e agito 22 , attribuisce la sua buona salute per il fatto che ha mangiato uno spicchio d'aglio tritato in sua insalata ogni sera " . Questa scoperta lo ha motivato per iniziare una seria indagine sulla possibile impatto di aglio sulla malattia di cuore

La National Library of Medicine , a Bethesda, MD , contiene più di 125 pubblicazioni scientifiche (dal 1983 ad oggi) scritti circa il valore medicinale di aglio .

HOODIA: Hoodia è un altro supplemento di perdita di peso molto popolare negli Stati Uniti . Hoodia è così popolare che ci sono decine di prodotti di Hoodia là fuori e tutti pubblicizzano il loro prodotto è il vero Hoodia contiene Hoodia gordonii anche conosciuto come P57 . In questo momento , ho trovato alcuna prova medica credibile che anche Hoodia gordonii funziona per perdita di peso molto meno di qualsiasi prodotto Hoodia - tipo . Il mio umile consiglio è di risparmiare i vostri soldi ($ 20 - $ 50 per bottiglia - 01 mesi di fornitura) e semplicemente leggere l'intero Special Intelligence Report speciale e si decide cosa è meglio per voi e il vostro futuro sano .
Seguire il dosaggio e le istruzioni riportate sull'etichetta e secondo le istruzioni del medico consigliato.

SPEZIE PICCANTI PER LA PERDITA DI PESO: Quando la voglia di mangiare è schiacciante provare un HOTTTTT indiano , messicano , o altri piatti della cucina piccante. Secondo Maria Simonson , Ph.D. , Sc.D. , professore emerito e direttore della salute, il peso e lo stress di programma presso il John Hopkins Medical Institutions a Baltimora , " Il sapore è così intenso che vi ritroverete a mangiare molto porzioni più piccole di quanto si farebbe di cibi leggeri o dolce " . Un ulteriore bonus di cibi piccanti hottt , spezie ed erbe è che riscaldano tutto il corpo , che accelera il metabolismo ! Leggi pepe di Caienna.

IPNOTERAPIA: Ipnoterapia è stata usata e ha osservato per tornare efficace nei tempi antichi ! Una volta che è stato approvato dalla American Medical Association (AMA) nel 1958 , l'ipnoterapia è cresciuto nelle sue applicazioni , metodi e soprattutto la sua credibilità. Ipnoterapia è una tecnica mediante la quale l'operatore può parlare direttamente alla mente inconscia e può quindi comunicare con quella parte della mente che controlla tutto dalla percezione alla memoria , così come il monitoraggio di tutte le funzioni fisiche del corpo .

L'ipnoterapia può essere efficace nel trattamento di una vasta gamma di condizioni di anoressia nervosa , asma, depressione ... Ipnoterapia è la qualità dell'interazione tra l'esperto e il paziente utilizzando ipnosi o non.

Il processo di scoperta e recupero da traumi psicoemotiva che influiscono sul vivente produttivo della vita . L'ipnoterapia è usato nel trattamento o affrontare molti problemi psicosomatici comuni come dipendenze , dolori , fobie , stress , controllo del peso,...

INDIO: L'indio è un minerale traccia che significa che è necessario per il corpo molto in quantità molto piccole rispetto al sodio e di decine di altri minerali . L'indio è l'elemento # 49 sulla tavola periodica degli elementi . E 'un minerale morbido , che non si scioglie in acqua a meno aggravato (altri elementi aggiunti) . E ' puro al 99,99% , ed è l'elemento più scarsa decimo di tutti gli elementi disponibili . L'indio è stato scoperto nel 1883 .

Allora, qual è il grosso problema di indio?

L'indio è un minerale traccia naturale e , negli ultimi anni , sta dimostrando di essere un minerale importante per combattere l'invecchiamento , invertire l'invecchiamento , combattere e migliorare le malattie di ogni tipo, ... Per secoli , migliaia di anni , le culture antiche hanno usato minerali per combattere le malattie e mantenersi in salute. Come le culture cinesi e altri hanno utilizzato minerali ricchi di alghe . Greci usavano ferro acqua arricchita . Pionieri bevuto acqua arrugginita per il loro ferro . L'indio è chiamata " la traccia minerale mancante . " Fino a poco tempo ha la sua integrazione alla dieta quotidiana stata collegata ad aiutare il corpo a guarire se stesso e secondo i produttori , tutto quello che serve è 01 sola goccia al giorno.

Qual è il segreto di guarigione dietro indio?

Indio , un minerale traccia rara attraverso i suoi ingredienti unici aiuta il corpo a migliorare la propria salute in molti modi (continua a leggere) . E diventa in qualche modo il corpo ad assorbire più di altri minerali in traccia e riciclarle utilizzando il corpo ancora una volta aiutando così il corpo a svolgere al massimo delle prestazioni . Come ho detto prima , il vostro corpo è in gran parte -up di acqua e sali minerali (74 +) .

Livelli di indio nel terreno e corpi umani sono stati trovati così in basso , che le apparecchiature di registrazione più speciale è stato in grado di registrare le tracce di indio . Che possono indicare l'indio non può essere necessaria per sostenere la vita , ma l'aiuto in salute vibrante . Appena 01 sola goccia di indio al giorno , ha registrato molte molte testimonianze di guarigione in tutto il mondo .

Potete darmi alcuni conti curative di indio?

Certo , ci sono molti, ma ecco un elenco abbreviato :

- Malattia di Alzheimer

- acne

- allergie

- Anti-Aging

- Antidepressivo

- Mal di schiena

- Blood Sugar Normalizzazione

- Contusioni, tagli, graffi, ... guarito Faster

- Il cancro (tumori ridotto)

- Circolazione

- Diabete (tipo due)

- Vertigini

- Livello di aumentare l'energia

- Esercizio (allenamenti più lunghi)

- Glaucomic pressione oculare

- Capelli (ripristina il colore originale e migliora la ricrescita)

- Alta pressione sanguigna

- Immune Enhancement Sistema

- Infiammazione

- Intestinale e dell'intestino Maladies

- Appetite Lethargic

- Libido

- Durata della vita Aumento

- Miglioramento della memoria

- Menopausa

- Mestruazioni

- Chiarezza mentale

- Mal di testa emicrania (diminuzione)

Malattia di Parkinson Morbus -

- Nausea

- Pain (generale)

- Della prostata (PSA)

- I globuli rossi vivono più a lungo

- Sense of Smell Miglioramento

- Senso del Gusto Miglioramento
- Pressione del seno
- Miglioramento del sonno
- Mani tremanti
- Ulcere (bocca , stomaco , ...)
- Malattie delle vie urinarie
- Vision Improvement
- Perdita di peso

L'indio è sicuro di prendere?
Sì . Secondo i test su animali , il supplemento indio attuale offerta da East Park Research , Inc. , avrebbe dovuto essere 1000 volte più forte solo per fare un topo malato!

Ah , prima che mi dimentichi , indio è stato dato a cavalli da corsa per migliorare le loro prestazioni .

Questo sembra troppo bello per essere vero , ma io sono ancora molto interessato a Indio . Dove posso trovare informazioni più libero prima di prendere la mia decisione di acquisto ?
Buona domanda . Vedere East Park Research, Inc. nella sezione POC .

JELLO: Mentre prestava servizio nell'esercito degli Stati Uniti a Fort Davis , Panama , mi è stato detto un aiuto dieta usato sotto la cura di un medico è Jello ! Sì , Jello . IG sovrappeso avrebbe mangiato Jello per perdere peso! Perché funziona? Jello è soprattutto l'acqua e l'acqua non ha grassi , senza carboidrati , - è l'acqua . La IG sovrappeso potrebbe mangiare quanto Jello come volevano , ma non sono stati ammessi pasti regolari . Provare NO SUGAR Jello per aiutare a perdere peso .

SPREMIAGRUMI MACCHINE: Ci sono fondamentalmente due tipi di macchine spremiagrumi . Ci sono spremiagrumi centrifughe che hanno un cesto di filatura e ci sono tipo masticazione spremiagrumi . Queste centrifughe separano il succo dalla polpa e fibre e si finisce con il succo puro . Questo è l' obiettivo di utilizzare una macchina spremiagrumi , per ottenere il succo puro , consumare in modo che le sostanze nutritive beneficiando andare a destra nel flusso sanguigno quasi subito . Quale spremiagrumi è il migliore?

Il Gerson Clinic a Città del Messico , Messico sta avendo grandi risultati con cura il " incurabile ! " Uno dei motivi è che usano un tipo di masticazione spremiagrumi perché si sentono le centrifughe di tipo centrifugo partono la maggior parte delle sostanze nutrienti nella polpa , mentre il tipo di masticazione macchine spremiagrumi rimossi tre a quattro volte più sostanze nutritive ! Tuttavia, non c'è bisogno di andare in Messico , leggere l'intero libro e utilizzano molte opzioni per ritrovare la vostra salute vibrante sotto l'approvazione del medico !

Mentre sono in tema di macchine spremiagrumi , che dire tutto ciò che polpa di sinistra -over ? Rendere il proprio compost è una buona idea ! Se volete qualcosa di fatto bene, poi fai da te ! Utilizzare compost di crescere il proprio frutta e verdura fresca e di non dimenticare quelle erbe stupefacenti .

Per assicurarsi di avere il terreno migliore , leggere lombrichi su internet e proteggere le colture da una crescente aglio intorno al perimetro del vostro giardino e per tutto esso! Non credete a me , leggere di che incredibili poteri di guarigione aglio e vedere Gerson dieta .

SUCCO DI TERAPIA: La terapia utilizza il succo fresco , succo crudo di verdure e frutta per nutrire e ricostituire il corpo durante i periodi di stress e malattia . La terapia succo può essere utilizzato come supporto nutrizionale o come parte di un piano di mantenimento della salute . Spremitura eroga tali nutrienti necessari e sani (vitamine , minerali , sostanze fitochimiche ...) .

Ho letto un sacco di testimonianze di gente normale che Juiced e visti i risultati di guarigione da artrite al cancro per la perdita di peso . E quando si tratta di una macchina di spremitura , quello che si paga è quello che si ottiene in modo da guardarsi con saggezza. Vedere terapia di disintossicazione e vedere Going Green .

KIMCHEE: La prima volta che ho mangiato Kimchi, mi ha detto : "Come può la gente mangiare questo ? " Beh , dopo il 2 ° e 3 ° prova " I love it! " Kimchi è un alimento molto popolare coreana . Credo che sia nato in Corea. Kimchi è una combinazione di cavolo, altre verdure , spezie , ... Mi è stato detto che Kimchi è fatto memorizzando il contenuto prime in contenitori chiusi a fori interrati dove è permesso di età e fermento . Il risultato finale è un pasto vegetale molto piccante e gustoso che ha ancora quelli enzimi di perdita di peso molto bisogno !

Ora ecco la parte buona perché Kimchi è un potenziale ottimo pasto perdita di peso ! Contenuto di grassi totali Kimchee - ZERO , grassi saturi - ZERO , il contenuto di colesterolo - ZERO , calorie per porzione - solo 05 , ... Kimchee contiene anche spezie piccanti che il fuoco - il vostro metabolismo . Ora non c'è bisogno di seppellire cavolo nel vostro giardino , è possibile acquistare Kimchee presso i negozi di alimentari . Lascia che ti chieda una cosa e questo non è uno scherzo . Avete mai visto un coreano in sovrappeso? Beh , ci si va.

MANGIARE TARDI: Gli esperti non sono d'accordo sui tempi esatti , ma sono d'accordo che quando si mangia in ritardo , si sta chiedendo per essa - si sta invitando chili di peso . Perché ? Causare il vostro corpo - metabolismo rallenta , soprattutto mentre stai dormendo in modo che il cibo si trasforma in grasso poiché non vi è alcuna necessità di bruciarlo . Quel che è peggio è che se stai mangiando dolci, cibi grassi carichi , ...

Spegnere la macchina a mangiare il più presto 3:00 e non oltre le 19:00 . Alcuni esperti di Stato n carboidrati DOPO 3:00 e NON mangiare dopo 07:00.

PERDERE GRASSO DA MANGIARE GRASSI: Sostituire i grassi saturi con trigliceridi a catena media (MCT) ! Gli MCT sono stati utilizzati in medicina per quasi 40 anni per i pazienti che hanno difficoltà a digerire o assorbire sostanze nutritive o che hanno bisogno di una fonte di energia rapidamente disponibile.

Gli MCT sono 1/3 a 1/2 la dimensione di lungo trigliceridi a catena (LCT) che si trovano in quasi tutti gli oli nei cibi che mangiamo , come burro, margarina, grassi animali e oli vegetali . Gli MCT sono molto più solubile in acqua rispetto LCT significato ci stanno rapidamente bruciato per produrre energia.

LCT (grasso) , d'altro canto , possono essere memorizzati nel corpo e utilizzati in un secondo momento . MCT possono essere un ottimo sostituto per la dieta LCT . Vedere Nutrizione suono nella sezione 25 per ulteriori informazioni o vai al tuo negozio di alimenti naturali e cercare FUEL MCT da TwinLab.

MAGNESIO: Il magnesio rilassa i nervi e dei muscoli . Questo minerale è noto come il minerale "anti - stress" . Magnesio converte lo zucchero nel sangue in energia . Questo minerale aiuta a mantenere i denti sani e fornisce un sollievo temporaneo da indigestione . È necessario in modo che il nostro corpo può utilizzare la vitamina C , calcio, fosforo , sodio e potassio efficacemente questo minerale . Il magnesio è essenziale in oltre 300 attività enzimatiche , in particolare la produzione di ATP (aiuta l'energia elettrica per ogni parte del vostro corpo) .

Il magnesio è un must per i cuori sani ! È un dato di fatto , la ricerca ha indicato una moltitudine di malattie cardiache decessi correlati sono legati alla carenza di magnesio !
Seguire il dosaggio e le istruzioni riportate sull'etichetta e secondo le istruzioni del medico consigliato.

MCBARROON DIETA: Secondo Jan McBarroon , MD , uno specialista nel controllo del peso , "Manutenzione è ciò che conta Mi ci sono voluti anni per capire il segreto che ho dovuto iniziare a mangiare e di interrompere la dieta . . . " "Ho perso 50 libbre - ! Cinque volte " Qui ci sono alcuni principi fondamentali per il suo programma di perdita di peso :

* Limitare le calorie a 1.200 al giorno . Per la manutenzione (dopo aver raggiunto il tuo obiettivo di peso), limitatevi a 1.500 a 1.800 calorie al giorno .

* Dal 60 al 70 per cento delle calorie deve provenire dai carboidrati come pane, frutta , lenticchie, pasta, riso, verdure ...

* Non più di 20 calorie di proteine al giorno .

* Ridurre l'assunzione di grassi al 10 al 20 per cento delle calorie totali . Tre grammi di grassi per ogni 100 calorie .

* Bere 64 once o otto bicchieri di 8 once di acqua al giorno (vedi acqua catalizzatore ? ? ? ? ?) .

* **IMPORTANTE:** La maggior parte degli americani guadagnare peso perché mangiano tanto a tarda notte ! Il tuo corpo ha due serie di enzimi . Uno brucia cibo come energia , e si attiva al mattino . Gli altri negozi enzima alimentare come grasso e si attiva il pomeriggio e la sera.

* Mangiare come un re a colazione , una regina a pranzo e un povero di notte! Esercizio quotidiano e integrare la dieta con questi nutrienti!

* Cromo picolinato - regola i livelli di zucchero nel sangue e mantiene un coperchio su di insulina , che è stimolante dell'appetito e l'ormone grasso -making !

* Alghe Super Blue Green (SBGA) - Una proteina vegetale puro e un eccellente , non-stimolante soppressore dell'appetito. Tagli fame ! Vedere SBGA .

* Estratto di Garcinia Cambogia - Un potenziatore metabolico . Si giri -up il vostro motore brucia-grassi ed è un soppressore naturale dell'appetito .

DIETA MEDITERRANEA: La gente nel Mediterraneo sono stati notati a sviluppare molto meno di malattie cardiache rispetto agli americani , anche se bevono , fumo e anche consumata come grassi saturi quanto o più degli americani ! Che cosa fanno di diverso? La loro dieta consiste di un olio che usano le loro verdure, cereali ricchi di piatti e carni . Hanno anche immergere il pane in esso!

E ' l'olio d'oliva ! Sì, l'olio d'oliva . Un valore aggiunto di grassi monoinsaturi , mantengono HDL (lipoproteine ad alta densità), che aiuta a prevenire le malattie cardiache . Oli di oliva , di arachidi e di colza sono noti per essere più alto di grassi monoinsaturi . Assicurarvi leggere i fatti etichetta Nutrizione su qualsiasi olio da cucina . Cercare la parola " monoinsaturi ". Se vuoi per la minor quantità di grassi saturi e grassi monoinsaturi più .

ATTENZIONE: Assicurarsi di usare olio di oliva " spremuto a freddo " ! Utilizzare tutti gli oli da cucina con parsimonia ! Vedi Oliva.

Perché sono persone che vivono con la dieta mediterranea , più sana di americani , nonostante il loro elevato consumo di tabacco , livello di esercizio basso e modesto sistema sanitario ?
La dieta mediterranea è una dieta a basso contenuto di carne , ma ad alto contenuto di cereali, frutta , cereali , legumi , grassi monoinsaturi - noci e verdure . Recente studio francese ha rilevato che la dieta mediterranea , dopo un attacco di cuore è stato del 70 per cento in più salva-vita rispetto alla dieta standard americano (a basso contenuto di grassi dieta , meno del 30 per cento calorie da grasso) . Alcuni ricercatori di Harvard favoriscono la dieta mediterranea sopra la dieta americana standard .

Uno sforzo di ricerca chiamato Seven Countries Study , ha esaminato 12.763 uomini età da 40 a 59 nei Paesi Bassi , Finlandia , Italia, Grecia , Croazia e Serbia , Giappone e Stati Uniti . Dieci anni dopo il loro primo screening , lo studio ha riportato diversi risultati importanti:

* Gruppi mediterranei avevano tassi di mortalità più bassi per tutte le cause rispetto ai gruppi del nord europeo e americano .

* Minore mortalità per malattia coronarica nei paesi del Mediterraneo .

* Gli uomini al culmine della loro vita (45 anni) hanno più lunghe aspettative di vita in Grecia che in qualsiasi altro paese europeo o nordamericano , nonostante il loro elevato consumo di tabacco , livello di esercizio basso e modesto sistema sanitario.

La dieta mediterranea si basa su modelli alimentari tradizionali in evoluzione nel corso dei secoli in Grecia , Italia , Nord Africa , Sud della Francia , Spagna e diversi paesi del Medio Oriente . Tutti condividono un modello generale di cottura e gli ingredienti . La dieta è ricca di frutta, verdura, legumi e cereali . Il grasso principale è l'olio d'oliva ! Carne rossa magra è mangiato solo un paio di volte al mese e in piccole porzioni . Mangiare alimenti di origine animale - cioè i prodotti lattiero-caseari , pesce e pollame è bassa o moderata . Si beve vino con i pasti.

Un sacco di pane croccante in stile country è intrattenuto con ogni pasto . Il grasso principale usato nella dieta mediterranea è l'olio d'oliva ! Olio di oliva è principalmente un grasso monoinsaturo , che è nota per abbassare dannose lipoproteine a bassa densità (LDL) nel sangue e può aumentare buona lipoproteine ad alta densità (HDL) nel sangue . Olio di oliva non è l'unica chiave per una dieta sana.

ECCO ALCUNI CONSIGLI ALIMENTARI DEL MEDITERRANEO:
* Passare a olio (extra vergine).

* Evitare di burro e margarina . Non c'è niente di sbagliato con mettere l'olio d'oliva sul pane tostato o pane integrale.

* Tagliare il consumo di carne . Se non mangi carne , assicurarsi che sia magra. Provare a piccole porzioni di pollame o pesce con un sacco di verdure.

* Aumentare il consumo di ortofrutticoli.

* Mangia un sacco di pane integrale . Il più scuro il meglio (gli ingredienti non bruciato).

* Mangiare un insalata all'inizio e alla fine di ogni pasto .

* Vino ad ogni pasto cena. E 'stato notato che un paio di bicchieri di vino al giorno può proteggere contro la malattia coronarica .

MELATONINA: La melatonina è un ormone naturale che viene utilizzato come alternativa organico per sonniferi e come trattamento per jet - lag . Ci sono stati 4.000 articoli pubblicati su melatonina . La melatonina è poco costoso . Si tratta di un integratore senza ricetta medica . Secondo la mia ricerca , non ha proprietà tossiche . La ricerca indica i seguenti valori di melatonina : un trasduttore , un governatore generale di tutte le funzioni di energia , anti-invecchiamento , anti- arteriosclerotica , anti- infettive , anti-stress , antitumorali , antitossico , regola il sistema degli oppioidi endogeni , regola il sistema ormonale , regola il sistema immunitario sistema , regola il metabolismo minerale , regola la riduzione dell'ossidazione , regola la respirazione ...

Ricercatori svedesi Walter Pierpaoli e Georges Maestroni dell'Istituto di Integrativa di Ricerca Bio - Medica a Locarno , in Svizzera , ha osservato che, quando sono stati dati 10 topi invecchiamento sano melatonina , la loro durata di vita è aumentata a 931 giorni, rispetto a 755 giorni per il gruppo di controllo . Non solo la melatonina prolungare la loro durata di vita , ma ha anche osservato l'azione positiva sulle loro prestazioni e invertito o sintomi di debolezza , malattia e cosmetici declino legato all'età ritardata !

* Cancro - Molti studi di ricerca hanno rilevato che la melatonina migliora la capacità degli animali da laboratorio per sopportare lo stress , migliorando e mantenendo la funzione immunitaria efficace . La melatonina può inibire la crescita di una varietà di cellule tumorali . In uno studio melatonina è stato iniettato nel pomeriggio influenzato la regressione di tumori mammari nei ratti e contrastare lo sviluppo del cancro al seno .

* Depressione - Depressione, in un momento o un altro , colpisce tutti . Può essere un pronunciato negli anziani durante i mesi invernali . Questo è chiamato disturbo affettivo stagionale (SAD) . SAD è direttamente correlata alla riduzione delle ore di luce durante i mesi invernali . SAD può essere affettivamente trattata con luce ad alta intensità . Aumentando la luminosità della luce ciclo è stato notato per aumentare il livello di melatonina rilasciata durante il ciclo di buio .

Un ricercatore (J. Beck - Friis) ha osservato che una sindrome di depressione grave è correlata a bassi livelli di melatonina e melatonina anormale \ ciclismo serotonina.

* Insomnia - La maggior parte degli insonni sono gli anziani . In uno studio doppio cieco con placebo , i ricercatori austriaci hanno notato gli effetti di 20 giovani volontari sani che sono stati esposti a insonnia artificiale . I benefici della melatonina sono stati eccezionali . Il loro sonno generale migliorata, compreso un ridotto numero di risvegli durante il sonno e una riduzione del tempo erano svegli prima si addormentarono .

Seguire il dosaggio e le istruzioni riportate sull'etichetta e secondo le istruzioni del medico consigliato.

MELONI: Meloni in media forniscono circa 55 calorie per tazza . Meloni forniscono uno dei il più alto contenuto di fibre di qualsiasi alimento , fornendo al contempo una generosa quantità di vitamina A, vitamina C , più di 800 milligrammi di potassio molto bisogno (1/2 melone) . I meloni sono una grande fonte di acqua ' pura ' (da agricoltura biologica).

MILITARI ESERCIZI DI DIMAGRIMENTO DIETE: Ecco un elenco rispettato di tutti i militari Esercizi perdita di peso e diete. Questi funzionano davvero aiutare a raggiungere i vostri obiettivi di perdita di peso . Cominciamo con le uova.

Uova
L'idratazione forzata
High Altitude dieta dimagrante
Jello
Rucksacking
Run -Swim - Ruck -Shoot
SERE perdita di peso piano
Nuoto Bruciatori di grassi
US Army Rifle Esercizi trapano (07)
Pallanuoto

E non dimenticate le altre applicazioni di perdita di peso che ho usato con grande successo - vedi $ 10,000.00 Weight - Loss Bet Dieta, aceto di mele (APC) , mele , cavoli, carote, coenzima Q10 (CoQ10) , The Five Deadly Bianchi , Guarigione aglio, caldo perdita di peso, la terapia Juice , *Mente-Sopra-Materia* e Raw Food Diet . OK, continuiamo con *Mente-Sopra-Materia*.

MENTE-SOPRA-MATERIA: Folks , chiamatelo come vi piace (biofeedback , immaginazione guidata, meditazione, preghiera, terapia di visione ...) , c'è qualcosa che accade qui ! Non avete idea del potenziale della tua mente e che cosa può fare per migliorare la vostra vita! In questo Intelligence Report speciale , ho cercato di rivelare diverse terapie mente- Over- Materia che funzionano ! Assicuro leggete questo Intelligence Report speciale almeno un paio di volte e considerare (con l'approvazione del medico) usando queste terapie mente- Over- Materia in combinazione con altre terapie e trattamenti convenzionali e alternative . Si veda l'Esercizio Mind- Over- Matter Dolcetto , Vision Therapy , la tua foto, Mutt and Jeff Mind- Over- Materia, e più in tutta questa Intelligence Report speciale.

OK OK , ecco un paio di mie applicazioni *Mente-Sopra-Materia* che sono successe a me . Quindi credo che in *Mente-Sopra-Materia*. OK , iniziamo con Soda Drink:

a) Soda Drink:
Tempo ------- 1973
Località --- Liceo
Oggetto ---- simulato - Out Le mie papille gustative

E 'stato il mio ultimo anno al liceo e stavo parlando con un amico dalla macchina soda . Allora avevo sempre bere sempre bibite uva . Beh ho messo i miei soldi nella macchina , mentre parlando con la mia amica . Ho appena " brailed " la mia strada attraverso i movimenti di inserimento del denaro , selezionando la soda , afferrando il succo d'uva , aprendolo e cominciai a bere senza guardare il succo d'uva - il tutto mentre parlando con il mio amico.

Beh ho bevuto almeno la metà della soda . Mentre nel processo di inghiottire un sorso di succo d'uva , ho guardato il possibile per rendersi conto che non era un succo d'uva , ma una cola!

Mentre guardavo la lattina le papille gustative in bocca passano da uva degustazione di cola degustazione ! Mi sono ingannato - Ero così sicuro che stavo bevendo succo d'uva - la cola non ha registrato le mie papille gustative!

Questo è assolutamente una storia vera e da allora , mi sono interessato in applicazioni Mind- Over- Materia.

Perché le applicazioni Mind- Over- materia? Perché se c'è una potenza non sfruttata - è la vostra mente ed è possibile utilizzare le varie applicazioni *Mente-Sopra-Materia* per migliorare la vostra vita ! C'è sempre margine di miglioramento per tutti e questo significa che si!

b) 01 A 52 Carta Di Scelta:

Tempo ------- Primavera 1985

Località --- Fort Bragg , Carolina del Nord

Tua rabdomanzia Tecnica Oggetto ---- dell'autore

Un giorno, mentre lavorava presso la US Army Special Forces Armi Branch, ero seduto nella baia armi - aula dove abbiamo insegnato Armi di Fase II per Forze Speciali candidati . Seduti intorno durante la nostra pausa pranzo , uno dei quadri scoppiato un mazzo di carte . Hanno giocato un po 'e poi mi ha detto qualcosa come ' lasciate che vi mostri tutti qualcosa . '

Ho detto a uno dei quadri di mescolare le carte e scegliere una singola scheda e mostrare tutti i quadri , ma non per farmi vedere la carta che è stato raccolto . Gli ho detto di mettere la carta nel mazzo e mischiare il mazzo . Ha mischiato le carte e gli ho detto di passare le carte più e lasciare che un altro membro casuale cadre le carte . Circa una mezza dozzina di quadri ha ottenuto il loro turno per mischiare le carte . Allora ho detto loro di prendere il mazzo e tagliare e posizionare le due sezioni del ponte side-by - side .

Allora ho preso la mia mano destra - palmo verso il basso e messo o libravo sopra ogni ponte. L'ho fatto avanti e indietro 2 o 3 volte per confermare la mia scelta . Si vede quando ho messo la mia mano sul ponte che aveva la carta hanno scelto , la mia mano - vale a dire le dita sarebbero formicolare ! E infatti le dita formicolavano . Ho detto " la carta è in quel deck" che punta al ponte. Mi guardavano come se fossi pazzo. Ho detto loro di scartare l'altro mazzo e distribuire le carte rimanenti in 6-7 mazzi con 5 o giù di carte per mazzo . Hanno fatto ciò che ho detto loro .

Con diversi mazzi di carte più piccole di fronte a me , ho di nuovo libravo mia destra - palmo verso il basso e libravo sopra tutti i ponti e una o due volte di più per confermare . Ho detto "la carta è in quel deck" che punta al ponte di solo diverse carte .

Guardando in modo strano , ho detto loro di sbarazzarsi di tutte le altre carte e mettere le rimanenti diverse carte di side - by-side . Hanno fatto come ho richiesto e di nuovo mi sono trovato la mia mano destra - palmo verso il basso nel corso dei rimanenti diverse carte . Ho fiducia ha dichiarato: " questa è la carta" che punta ad esso . Mi guardavano come se fossi noci e capovolto sopra la scheda e ho preso la stanza eliminato al urla !

Mi hanno chiesto come ho fatto - hanno pensato che fosse un trucco così ho fatto lo stesso " rabdomanzia per le schede " di nuovo (2-3 volte) per mettermi alla prova e di nuovo ho scelto la carta giusta ! Una volta mi ha dimostrato , un membro quadri voleva portarmi a Las Vegas e gli altri voleva portarmi ad alcuni giochi di poker locali a Fayetteville . Ho rifiutato affermando " che non funziona in questo modo . "

Come funziona rabdomanzia mano? Non sono sicuro , tutto quello che so è che la mia mano - dita formicolare ! E 'una forma di rabdomanzia e più importante - ho creduto nella mia capacità di divinare con le mie mani . Non ho mai provato a fare questo con le altre applicazioni di trovare cose come acqua, olio , minerali, metalli preziosi . Questa è una storia vera - sono sicuro che quelli ex quadri armi che erano presenti non mi ricordo come istruttore di armi ma saranno sempre ricordati di me per quella particolare applicazione magia -come di scegliere 01 specifica carta da un intero mazzo di 52 carte .

c) Il proprietario *Mente-Sopra-Materia* Applicazione dell'autore di ignorare freddo - pensare al passato:

"Non hai freddo? " avrebbero chiesto . Quando ho lavorato presso l'ufficio postale di St. Louis , sarei sul tetto di prendere una pausa con niente , ma camicia e pantaloni . Faceva freddo si aggirano intorno temperature di congelamento . La gente mi chiedeva "Non hai freddo? " Vorrei dire "no" . A volte vorrei dire "Io non lo sento più come si fa. " Che cosa sto facendo per superare le temperature di freddo-tempo ?

Essere nel militare , una cosa che (la leadership) quasi MAI MAI fare è smettere di formazione per il maltempo , non importa quanto male ha ottenuto. È un dato di fatto , erano più di un paio di volte , quando da giovane privata , ho pensato che stavo per morire congelato . Pensavo che se avessi ancora assopito - off sarei morto . Sono d'accordo con questa politica , proprio perché il tempo diventa brutto , la guerra non si ferma . Inoltre è possibile utilizzare il cattivo tempo a proprio vantaggio in operazioni offensive soprattutto di notte .

In ogni caso , attraverso gli anni della formazione e la moltitudine di volte di essere esposti a male, miserabile , tempo (migliaia di ore) , sono diventato immune. Come ? Ogni volta cattivo e miserabile tempo era intorno a me , ho semplicemente pensato quando era davvero male . Ho avuto gli anni 20 - passati e di tempo inclemente di attingere - pensavo di quando era davvero male e quando l'ho fatto , l'attuale clima miserabile non era altro che un rinfrescante consapevolezza nitida che ero ancora vivo e ho appena effettuato -on!

Quindi, quando di fronte a temperature di congelamento , sapevo che era niente in confronto a quello che sono sopravvissuto prima . Inoltre sapevo che non sarebbe durata , come le lunghe ore e giorni di continuo miserabile tempo di pre-morte ho affrontato molte volte prima .

NOTA: Assicurarsi che prepari adeguatamente per tutti gli ambienti freddo . Non devi andare in là e "Rambo" come ho fatto io !

Assicurare che si legge su altre applicazioni correlate Mind- Over- Materia tutto questo Intelligence Report speciale.

MIRACLE II PRODOTTI: Dr. LaMars offre anche Miracle II Prodotti . Ho dovuto portare questi prodotti per la vostra attenzione a causa delle molte testimonianze legate all'utilizzo di Miracle II Prodotti . E alcuni di Miracle II prodotti sono:
- Miracle II Sapone
- Miracle II neutralizzatore
- Miracle II neutralizzatore Gel
- Miracle II idratante della pelle
- Miracle II Idratante Sapone

Miracle II Prodotti sono legati a testimonianze riportate come : problemi di acido (stomaco) , acne , AIDS , macchie di età , le allergie, la malattia di Alzheimer , piede d'atleta , artrite , piaghe da decubito , odore del corpo, bronchite , contusioni , ustioni , cancro , candida albicans , cataratta , cellulite , varicella , colesterolo , coliche , raffreddore, stitichezza , pulitore di lenti a contatto , il morbo di Chron , la pelle screpolata (mani e piedi) , i tagli , la forfora , protesi punti caldi , dermatiti , diabete , dermatite da pannolino , la pelle scolorita , douche sostituzione , pelle secca , mal di orecchio , gomiti , clistere , energia , lavaggio oculare
E lubrificazione , bolle di febbre , gengivite , gotta, malattia della Guerra del Golfo , l'odore del piede , dito unghie fungo , cistifellea , i capelli , i pidocchi , i tacchi , le emorroidi , herpes , ipertensione , orticaria , iperattività , indigestione , punture di insetti , repellente per insetti , prurito Jock , detergente reni , ginocchia , detergente fegato , gel lubrificante , il lupus , la malattia di Lyme , il cancro linfoma - follicolare , cuoio capelluto , i nervi , il naso sanguinante , gli odori , pancreas , parassiti , occhi rosa , edera velenosa, quercia di veleno , prostata , psoriasi , eruzioni cutanee , sindrome di Ryder , cicatrici , graffi , problemi della bocca sensibili, gli odori di scarpe , herpes zoster , seno , cancro della pelle , morso di serpente , morso di ragno,

maculato pelle , ulcere allo stomaco , smettere di fumare, smagliature, porcili , scottature , verruche tag (pelle) , denti , T -Cell Booster (sistema immunitario) , problemi di tiroide , piedi stanchi, tossiemia , tumori , ulcere , ulcere (bocca) deodorante ascellare , vene varicose , la perdita di peso , le rughe , l'infezione di lievito , ...

Sì Sì Sì, gente di tutto il mondo stanno utilizzando Miracle II Prodotti sulle loro creature animali e il più grande " non lasciare che sono nella casa" bestioline come cavalli , mucche , maiali, ...

Mentre la ricerca di questo segmento piccolo , ho cercato di ragionare perché questi prodotti miracolosi II funzionano così bene . Si può iniziare con quello che non hanno in loro . Lo sapevate che più bagno e doccia saponi sono fatti e composto da 80% grassi animali ! Questi ingredienti (grasso) in regular BLOCK sapone tossine di lasciare il vostro corpo.

E si scopre queste II prodotti miracolosi possono avere un processo di "pulizia " " disintossicare " sul corpo , mentre sono abituati (lasciare che il corpo a liberarsi delle tossine) - dando così corpo l' innata capacità del corpo di guarire se stesso - così le molte testimonianze di guarigione.

Questo è solo 01 più motivo per cui si deve chiamare e ottenere il tuo info proprio pacchetto sano dal dottor Lamar . Credo che la signora alla società Dr. LaMars mi ha detto che il pacchetto costa $ 2.50. Vedi Dr. LaMars Products Inc. nella sezione POC . Credo che la signora alla società Dr. LaMars mi ha detto che il pacchetto costa $ 2.50.

MUSCOLI: Recenti ricerche indicano che il muscolo più hai , più alto è il tasso di metabolismo . Il muscolo in più rende il vostro metabolismo salire anche quando si è a riposo . Sollevare pesi per abbassare il vostro peso! Vedere i pesi.

FUNGO: In questo momento pochi benefici medicinali del fungo popolare e comune negli Stati Uniti , sono stati studiati e dimostrati . Tuttavia, quattro funghi orientali (shiitake , ostrica , Enoki e albero) contengono composti che possono stimolare il sistema immunitario , inibire la coagulazione del sangue e ritardare lo sviluppo del cancro . Scienziati giapponesi hanno analizzato le qualità medicinali di funghi , in particolare il fungo shiitake che è popolare negli Stati Uniti . Gli scienziati notano che alcuni funghi possiedono proprietà che possono rafforzare il sistema immunitario contro una varietà di infezioni , cancro e possibilmente , malattie autoimmuni come l'artrite reumatoide , poliartrite e la sclerosi multipla.

Il fungo più comune e meglio studiato con i più grandi qualità terapeutiche è il shiitake , noto anche come " querce d'oro" negli Stati Uniti . Nel 1960 il Dr. Kenneth Cochran della University of Michigan , ha avviato uno studio del fungo shiitake . Ha scoperto questo fungo contiene un composto chiamato lentinan , uno zucchero a catena lunga chiamato un polisaccaride , che ha un forte potenziale antivirale che stimola le funzioni del sistema immunitario ! Shiitake stimola il sistema immunitario a produrre più interferone, che è un agente naturale di difesa contro virus e tumori di combattimento . Il composto shiitake , lentinan , si è dimostrato nella lotta contro i tumori . E 'stato testato in pazienti affetti da leucemia in Cina e in pazienti con carcinoma mammario in Giappone.

Nel follow - up di prova giapponese , lentinan è risultato essere molto più efficace contro i virus influenzali di un potente farmaco antivirale chiamato amantadina cloridrato . Altre prove hanno scoperto che lentinan è un killer ampio spettro di vari virus.

Shiitake Consumare potrebbe contribuire a ridurre il colesterolo nel sangue e persino bloccare gli effetti negativi dei grassi molto saturi . In uno studio, un gruppo di trenta giovani donne sane ha guidato il loro colesterolo nel sangue giù in media del 12 per cento , semplicemente mangiando 3- once di shiitake ogni giorno per una settimana.

Potrebbe shiitake contrastare l'effetto dei grassi nella dieta ? In un altro studio, un gruppo ha mangiato due once di burro ogni giorno per una settimana , il loro colesterolo è salito del 14 per cento . Un altro gruppo ha mangiato la stessa quantità di burro ogni giorno per una settimana , ma ha aggiunto tre once di shiitake . Indovinate un po ' ? Il loro colesterolo nel sangue è sceso del 4 per cento invece di aumentare del 14 per cento (non- mangiatori di shiitake)!

MUSICOTERAPIA E TERAPIA DEL SUONO: Terapia del suono si basa sull'idea che il suono e la musica possono influenzare la nostra salute sia attraverso i suoi effetti calmanti ed energizzante sul ipotalamo del cervello e del sistema nervoso centrale . Terapia del suono è utilizzato in ospedali, scuole e programmi di trattamento psicologico per alleviare il dolore , migliorare la circolazione e l'equilibrio , la pressione sanguigna più bassa , superare le varie difficoltà di apprendimento , a promuovere la resistenza e la forza e ridurre lo stress!

Ed ecco l'altro assumere Musicoterapia e terapia del suono . Ascolta la tua musica preferito e iniziare a lavorare fuori . Prima di sapere che vi sono passati attraverso diverse canzoni e il gioco è appena iniziato . La tua musica preferita sarà la vostra mente fuori il tuo allenamento "noioso".

MUTT E JEFF MENTE-SOPRA-MATERIA: Prima di leggere questo segmento , leggere la vostra immagine. Leggerlo? OK , ecco un altro prendere su di esso . Mutt and Jeff è un termine usato dagli inglesi durante la seconda guerra mondiale . Interrogatori inglesi usati Mutt and Jeff (buon inquisitore e cattivi interrogatore) per ottenere informazioni da tedesco, italiano , ... prigionieri di guerra (POW) . Il "cattivo interrogatore " inizierebbe abusando del prigioniero . Poi il " buon inquisitore " sarebbe venuto in e trattare il prigioniero rispetto umano ottenendo così la cooperazione e la più importante , le informazioni necessarie dal prigioniero. Dove sto andando con questo?

Fare il Mutt and Jeff , con immagini di te stesso . Mettere una foto di te in frigo (motiva a smettere di spuntini , ...) di voi di essere in sovrappeso (brutta immagine). Mettere una foto di te stesso sottile (bella foto) accanto al tuo macchina di esercizio (si motiva per allenamento) . Si ottiene l'idea . Se non si dispone di immagini attuali sottili sovrappeso o passato , basta incollare il viso per un corpo sottile di una rivista . Il tuo subconscio non conosce la verità.

Il tuo subconscio inizierà a fare il suo lavoro quando si vede tutta la tua Mutt and Jeff immagini in tutta la casa , auto portafoglio, ... Così avete Mutt and Jeff Mind- Over- Matter lavorando per voi 24 ore al giorno! E ricordo quello che mi hai raccontato di applicazioni Mind- Over- Materia , devi credere per loro di lavorare.

NONI: Noni (Morinda citrifolia) è un popolare e si vantava di supplemento di salute che MLM (multi-level marketing) e la società non MLM usavano per aumentare le loro vendite . Dimenticate MLM (funziona solo per le persone al vertice - 01 %) , Noni potrebbe mostrare qualche promessa come un supplemento sano a sostegno dei vostri obiettivi di perdita di peso sano . E ' stata riportata dal capitano James Cook che tra 1773-1775 ha fatto molte scoperte una per includere la registrazione della pianta Noni sano.

Noni (frutta , foglie , fusto, semi , fiori , cortecce , ...) è stato notato da utilizzare per : gonfiore addominale , ascessi , stimolante dell'appetito , l'artrite , foruncoli , stimolante del cervello , contusioni , carbonchi , coliche , stipsi , tosse , tagli , diabete , febbre , fratture , infezioni gengivali, ernia , ipertensione , insetticida , ittero , lassative , regolazione mestruale , infezioni della bocca , nausea , reumatismi, croste, insetticidi cuoio capelluto , screpolature della pelle , piaghe , mal di gola , distorsioni, porcili , stomaco dolore , ulcere allo stomaco , mal di denti , tubercolosi , tratto urinario, impacchi ferita , ferite, ... Visita il tuo negozio di alimenti naturali e chiedere Noni per integrare la vostra dieta sana.

Dadi per obesità, cancro e malattie cardiache : Noci (mandorle, macadamians , noci pecan, soia) possono aiutare a perdere un sacco di peso! Perché ? Beh hai veramente bisogno di grasso nel vostro corpo per elaborare sostanze nutritive degli alimenti attraverso il flusso sanguigno . Noci contengono uno dei migliori grassi - grassi monoinsaturi . Gli studi hanno dimostrato che le noci con questi "grassi buoni" effettivamente soppressi l' appetito e partecipanti effettivamente perso peso . Perché ? Il corpo ha il segnale era pieno a causa degli acidi grassi omega nocciola . Così dadi a obesità, ...

AVENA \ CRUSCA DI AVENA: Circa un grammo di crudo crusca d'avena fornisce 110 calorie . Un recente studio pubblicato durata di oltre 12 anni presso l'Università del Kentucky , con centinaia di volontari hanno dimostrato che crusca di avena e crusca di frumento effettivamente abbassato il colesterolo del 20 per cento , che riflette sulla protezione contro le malattie cardiache . Avena possono avere un effetto anti- infiammatorio su eczema da contatto e psoriasi.

OLIO D'OLIVA: Olio di oliva varia in qualità . Viene applicato senza bloccare il termine " vergine " . Originariamente significava che l'olio era di prima spremitura del frutto , a differenza del secondo o terzo pressatura . L'olio di oliva non raffinato quando ha una sfumatura verdastra e un sapore pungente . Si preferisce oli raffinati perché le qualità salute sono intatti . Ho scoperto che Extravergine italiano Olio di Oliva (spremuto a freddo) , è uno dei migliori scommesse per un olio di qualità.

Molti studi hanno dimostrato che le popolazioni che utilizzano grandi quantità di olio di oliva come l'Italia e la Grecia hanno malattie cardiache e ictus più bassa . L'olio di oliva è ricco di vitamina E e di un antiossidante conosciuto . L'olio di oliva è legata alla longevità , gli ulivi sono stati conosciuti per vivere più a lungo 3000 anni!

L'olio di oliva può essere una delle scelte migliori quando si cucina con gli oli . L'olio d'oliva non è saturo di grasso, ma è un acido grasso monoinsaturo , che è stabile alle alte temperature e meno incline a ossidazione di altri oli vegetali . Olio Extra Vergine è probabilmente la migliore scelta dell'olio . Tuttavia, vedi olio di cocco.

CIPOLLE: A 1/2 tazza di cipolle crude forniscono solo 27 calorie e sono poco costosi . Le cipolle sono utilizzate in quasi ogni piatto immaginabile , dagli antipasti ai secondi piatti di minestre a anche gelatine . Le cipolle possono essere consumati crudi , possono essere decapati , soffritto , fritto , bollito , al vapore ... Le cipolle aiutano a incrementare il colesterolo buono , che è HDL (High Density Lipo -proteine) , abbassare il colesterolo totale del sangue , rallenta la coagulazione del sangue , fluidificano il sangue , uccidere i batteri e può anche contrastare contro alcune reazioni allergiche.

Dr. Victor Gurewich , professore di medicina presso la Tufts University , prescrive e dice ai suoi pazienti a " mangiare cipolle . " Dr. Gurewich osserva che crude, forti cipolle elevare critico HDL - tipo di colesterolo nel sangue . La dose terapeutica tipica è solo 1/2 di medie dimensioni cipolla cruda - o succo equivalente - ogni giorno.

Dott. Gurewich dice che di solito è sufficiente per " drammaticamente aumentare " HDL (colesterolo buono), una media del 30 per cento in circa 3 su 4 pazienti con malattie cardiache ! In alcuni casi , i livelli di HDL sono raddoppiati o triplicati in regime di cipolla ! Egli dice che le cipolle crude funzionano meglio perché lezioni di cucina o distrugge il potere del cipolla di aumentare HDL.

Cipolla cruda o cotta funziona come un anticoagulante naturale per aiutare a prevenire i coaguli di sangue potenzialmente letali che possono causare infarti e ictus!

Secondo uno studio condotto in India , i partecipanti al test sono stati volutamente alimentati pasti grassi ad alta intensità che hanno sollevato il loro colesterolo a livelli pericolosi , aumentando così il rischio di coaguli di sangue . I partecipanti sono stati poi dato solo due grammi di cipolla , che è stato aggiunto alla loro dieta e loro livelli di colesterolo sono stati rapidamente portati entro i limiti di sicurezza!

Le cipolle possono essere una potenziale fonte di possibili antidoti cancro a causa dei loro composti solforati concentrati che sono in grado di spegnere i cambiamenti cellulari che precedono la crescita del cancro . I ricercatori del MD Anderson Hospital e Tumor Institute hanno isolato propylsulfide in cipolle che nei test enzimi bloccati necessari per attivare una potente sostanza cancerogena.

I ricercatori della Harvard School of Dental Medicine hanno scoperto che mettendo estratto di cipolla su colture di cellule di cancro orale da animali significativamente inibito la proliferazione delle cellule tumorali e distrutto alcuni. È un dato di fatto , il National Cancer Institute ha finanziato numerose ricerche su solfuri in cipolle e aglio , nominando loro agenti promettenti nel respingere il cancro!

PAPAYA: Messicana indiani dicono che la papaya ha poteri di guarigione . Un papaya dimensioni regolari fornisce solo 160 calorie , vitamina C, una notevole fonte di acido folico , fibre e bassissimo contenuto di sodio . E ' meglio scegliere una papaia quando è appena svolta giallo . Papaia forniscono proprietà digestive sane (enzima chiamato papaina), che hanno un effetto tonico diretto sullo stomaco.

PASTA: Pasta si trova in molte cucine di tutto il mondo come l'italiano lasagne , cinese lo mein , pistacchio greco , ebraico lokshen kugel ... Lo sapevate che la pasta non fa ingrassare ? Pasta stesso fornisce circa 110 calorie per oncia , ma la roba ingrasso è ciò che si aggiunge alla pasta (burro , formaggio, olio , salsa di pomodoro , carne macinata ...) ! La pasta è ricca di rame , ferro , magnesio , manganese , niacina , fosforo, proteine , riboflavina , tiamina e zinco . La pasta è facilmente digeribile , a basso contenuto di grassi e basso contenuto di sodio . Mangiare un po ' di pasta , ma su ciò che si mette su di esso!

VITA PASSATA TERAPIA: La terapia Past Life (PLT) accede alle informazioni o immagini da eventuali vite precedenti , di solito attraverso la regressione ipnotica o qualche forma di stato alterato di coscienza , a scopo terapeutico . PLT cerca emotivamente o fisicamente ricordi di vita traumatici quali la promozione liberazione catartica (rilascio di emozioni) , ricontestualizzazione atteggiamenti , cambiare le vecchie abitudini o problemi di comportamento e di approfondire la conoscenza consapevole nelle lezioni di vita che la memoria a scopo terapeutico , per aiutare i pazienti a risolvere i loro problemi attuali . Conosciuto anche come Regression Therapy o Terapia trasformazionale.

PESCHE: Una pesca di dimensioni normali ha solo 37 calorie e fornisce vitamine C e A. La pelle di una pesca possono essere rimossi facilmente facendo bollire solo un minuto o giù di lì e poi farlo cadere in acqua molto fredda per circa un minuto . Le pesche sono facilmente digeribili , forniscono un alto contenuto di fibre e di promuovere la regolarità.

BURRO DI ARACHIDI: Burro di arachidi nutriente aiuta con la perdita di peso . Secondo Richard Mattes Ph.D. , RD e di altri ricercatori , le persone che mangiavano burro di arachidi si sentivano soddisfatti più a lungo rispetto ad altri snack . Si sono sentiti non solo più soddisfatti , ma hanno perso 15- volte più peso di quelle che passava sul cibo . Un grande merenda è burro di arachidi su gambi di sedano - mmmmmmmmmmm ! E qui ci sono alcuni più Peanut Butter fatti di back-up questa affermazione:

Fatto 01: Americano consuma circa £ 700.000.000 di burro di arachidi ogni anno ! Si tratta di circa un triliardo katrillion noccioline!

Fatto 02: 02 cucchiai di burro di arachidi contiene 16 grammi di grassi - il grasso buono!

Fatto 03: 02 cucchiai di burro di arachidi contengono 190 calorie!

Fatto 04: 02 cucchiai di burro di arachidi contengono quantità sufficienti di folato come 5 carote crude o 1 1/2 tazze di lamponi.

Fatto 05: 02 cucchiai di burro di arachidi contengono quantità sufficienti di vitamina E , come in 20 albicocche o banane 20 o 20 fette di pane integrale!

Fatto 06: 02 cucchiai di burro di arachidi contengono quantità sufficienti di zinco come in 3 tazze di broccoli cotti o 40 prugne secche.

Fatto 07: 02 cucchiai di burro di arachidi contengono quantità sufficienti di magnesio come 4 tazze di pasta cotta o 20 uova cotte.

Fatto 08: 02 cucchiai di burro di arachidi contengono quantità sufficienti di potassio come in 2 tazze di ricotta o 1 1/2 tazze di more.

Fatto 09: 02 cucchiai di burro di arachidi contengono quantità sufficienti di rame come in 3 tazze di riso bianco cotto o 6 tazze di succo di mela.

Fatto 10: 02 cucchiai di burro di arachidi contengono una quantità sufficiente di fibre , vitamine e minerali.

Fatto 11: Esperti donne statali possono avere 4 cucchiai di burro di arachidi al giorno, mentre gli uomini possono impazzire e mangiare 6 cucchiai di burro di arachidi al giorno per coprire la RDA (dose giornaliera raccomandata) ! Guarda tutto quel cibo si deve mangiare per ottenere le sostanze nutritive il tuo corpo ha bisogno , mentre tutto quello che serve è 4-6 cucchiai di burro di arachidi al giorno . Plus - mmmmmmmmmmmmmmmmmm!

Pere: tutto il mondo , le pere sono il secondo più importante coltura frutta dopo le mele , ma negli Stati Uniti si classificano al terzo posto dopo le mele e le pesche . Con 3.000 varietà in Stati Uniti Stati membri , solo una manciata sono consumati in commercio. 6 once di pere crude forniscono solo 101 calorie e 46 calorie per la metà (essiccato) . Pere forniscono una discreta quantità di vitamina C e di ferro , mentre favorendo la digestione . Le pere sono una fonte eccellente di fibre pur essendo un aiuto nella regolarità.

ANANAS: Due fette di ananas forniscono solo 90 calorie , vitamina C e pochissimo sodio . Quando la raccolta ananas fresco al supermercato , assicurano le foglie sono di colore verde scuro . Un enzima naturale che si trova in ananas chiamato bromelina è un nutriente che aumenta la capacità del corpo di abbattere i grassi e le proteine che promuovono il metabolismo del corpo ! L'ananas è ricco di manganese e aiuta a soddisfare la vostra golosità!

POPCORN : Consumato come spuntino sano , popcorn pianura (senza burro e sale), rispetto alla carne di manzo fornisce il 67% il tasso di proteine , 100 % tanto ferro e una pari quantità di calcio. Un anno e mezzo di once di forniture popcorn pianura tanta energia quanto due uova senza il grasso e colesterolo.

Pianura fibra popcorn al sacco è grande per uno spuntino contro quelle patatine, crackers al formaggio e altri snack ad alto contenuto di grassi saturi, colesterolo , sodio e zucchero . Prova aria calda popcorn cotti pianura invece di olio cotto o preconfezionati popcorn a microonde . Quando si va al cinema o allo stadio a vedere il baseball , calcio, calcio o qualsiasi altro sport , chiedere al venditore che tipo di olio i kernel sono saltate dentro l'olio di cocco è l' olio di cottura preferito e sano per popcorn . Cfr. olio di cocco , audio Nutrition.

MAIALE: Secondo l' American Heart Association , i tagli di carni suine fresche contengono una media del 31 % di grassi in meno rispetto a quanto indicato nei primi anni del 1980. Oltre ad essere più basso di grassi , carne di maiale è più basso del 17% di calorie e basso contenuto di colesterolo rispetto al 1983 del 10% . Maiale offre un valore più nutriente per un minor numero di calorie come si pensava.

AFFERMAZIONI: In primo luogo si deve credere che la tua mente è più potente che si possa immaginare. Piantare pensieri positivi nella vostra mente funziona se lo si applica ! Affermazioni positive negano convinzioni negative e si inizia a credere in te stesso così sei un successo e più vicino ai vostri sogni e desideri!

a) Obiettivo Nutrizione: È possibile utilizzare questa affermazione / visualizzazione per migliorare le tue abitudini alimentari da malaticcio fast-food a mangiare nutriente . Senti , non c'è una persona che cammina su questa Terra che può dire che i ristoranti fast-food contribuire a curare le loro malattie . Lo sapevate che la maggior parte delle persone negli Stati Uniti e centinaia di milioni in tutto il mondo sono in sovrappeso e hanno provato una dieta o due - almeno una dieta o due? Perché sono così tanti in sovrappeso ? Ci sono un sacco di fattori , ma la principale è un ormone chiamato insulina che ha l' eccesso di cibo dieta e di mangiare cibi sbagliati.

Alcuni di voi potrebbero già avere la (U - AAASPTP o zampe di programma) e avere il programma di Gettysburg (107 pagine) versione e alcuni di voi hanno la versione 667- pagina . La prima sezione fornisce alcuni degli alimenti migliori da mangiare per perdere peso e fuoco il tuo corpo incredibile di guarire se stesso . Noterete che non ci sono i cheeseburger ovunque in entrambe le versioni.

Ma il punto è , si sta mangiando le abitudini possono fare la differenza nel mondo . Ricordi che ti ho detto più di un paio di volte prima , il proprio corpo ha l'incredibile capacità innata di guarire se stesso - tutto quello che devi fare è rilanciare con 1 o 2 ... di 60 + terapie alternative e uno di loro è bersaglio nutrizione.

b) Destinatari Nutrizione Affermazioni / Visualization: Come mi stendo sul letto , appena prima di dormire , ho consapevolmente e verbalmente ordino il mio subconscio a : " costringere me a mangiare frutta e verdura più nutrienti , bevo acqua più pura fresca e stare lontano da tutti i fast ristoranti -food perché voglio guardare meglio , voglio stare meglio , voglio svolgere meglio e voglio essere più sano."

Dire questo a 5 volte , andare a dormire e non ti preoccupare. Ho lasciato il mio subconscio POTENTE lavorare su di esso . Fate questo comando verbale ogni notte.

La mattina dopo si sveglia fare le seguenti visualizzazioni e delle affermazioni positive.

Oggi comincio una nuova e più sana la vita . I 75 miliardi di cellule nel mio corpo saranno nutriti con cibo più nutriente da questo giorno in avanti.

Mi vedo mangiare il mio primo pasto sano colazione di deliziosi fiocchi d'avena e rosso succulente fragole nutriente , una banana di riempimento e un bicchiere di succo d'arancia . Non sono più mangiare qualsiasi dei 5 albumi mortali come zucchero, sale , farina , grassi e prodotti lattiero-caseari (vedi 1999 AASN) . Se voglio addolcire il mio pasto , io uso il miele . Se uso il grasso per la cottura, io uso l'olio extra vergine di oliva . E per il sale , userò fresco sale marino nutriente al posto del sale negozio cotto elaborato.

Per il pranzo, mi vedo a mangiare un po 'di zuppa di verdure caldo che è a basso contenuto di sale . Per un contorno , mi mangio un'insalata pesante , ma verde con un gustoso condimento a basso contenuto di grassi e di almeno 2 bicchieri di acqua fredda pura.

Per la cena , inizierò con un'altra deliziosa insalata verde con un condimento a basso contenuto di grassi . Per la entre avrò una patata ripieno con panna acida senza grassi , 3 fette di tacchino cotto , piselli e 2 bicchieri di acqua pura e fredda.

Dopo questo pasto , non voglio mangiare dopo 19:00 - Non voglio mangiare dopo 19:00 . Se mi sento fame , io lentamente mangio una mela deliziosa con un bicchiere pieno di acqua pura e fredda.

Io pianificare e preparare tutti i miei pasti sani prima del tempo in modo da evitare i pasti sani . Dopo 3 settimane , posso vedere che sto cercando meglio e perdere quel indesiderato , di peso non sano.

PATATA: La patata origine in Sud America . Botanicamente , la patata è legato alla melanzana . La patata è un tubero , secondo il dottor Mike Samuels l'autore di malattie cardiache . Una patata di medie fornisce solo 110 calorie , vitamina C e B6 , niacina significativo , più potassio (non sbucciate , il 60 % è vicino alla pelle) che un grande banana e povera di sodio.

Un chip di patate trasformate ha sei volte le calorie , 400 volte il grasso e 250 volte il sale della stessa quantità di un chip di patate naturale non trattato . Pensi che questi grassi saturi , sodio e colesterolo patatine confezionate potrebbero ostacolare dal corpo sano e più a lungo la vita che ti meriti ? Se è necessario disporre le patatine fritte , provare a fare il proprio senza la grande quantità di grassi saturi , sodio e colesterolo . Guardarsi intorno per un prodotto che può trasformare le fette di patate in grassi, sodio, a basso contenuto calorico patatine.

Secondo il dottor John McDougall , direttore della clinica di medicina nutrizionale presso l'Ospedale S. Elena , a Deer Park , in California , le patate sono un ottimo alimento per la rapida perdita di peso . (NON mettere la roba gustosa grasso su patate come burro , margarina , panna acida ...) Le patate sono una grande fonte di fibre e altri nutrienti di cui sopra, contribuire a ridurre il colesterolo , proteggendo contro ictus e malattie cardiache !

Bianco patate crude hanno alte concentrazioni di inibitori della proteasi , che sono composti noti per invalidare -out alcuni virus e agenti cancerogeni . Di molti alimenti , gli inibitori presenti nella patata sono stati trovati ad avere i più forti poteri antivirali ! Prodotti chimici di patate fermato virus meglio di inibitori di soia che sono considerati uno dei più feroci agenti antivirali . Patate , soprattutto le pelli, sono ricchi di acido clorogenico , un polifenolo che previene le mutazioni cellulari che portano al cancro .

Bucce di patate sono stati trovati ad avere attività antiossidante - neutralizzanti "radicali liberi" che danneggiano le cellule che portano a molte malattie tra cui il cancro .

E 'un vero peccato ! Secondo il Dipartimento Agricoltura e del National Cancer Institute , i più vicini molti bambini arriva a un vegetale è mangiare patatine fritte !

PREGHIERA: La preghiera precede la Bibbia e potrebbe essere il più antico potere della mente di tutti! La preghiera significa qualcosa di diverso per ogni individuo. Secondo il dottor Herbert Benson , autore della risposta di rilassamento e di là la risposta di rilassamento , "la fede fa la differenza nel migliorare il potere della mente sulla salute e malattia". Il dottor Benson afferma che i pazienti che hanno scelto una parola di preghiera o una preghiera per coloro che hanno utilizzato una parola neutra per evocare rilassamento ricevuto risultati di gran lunga superiore!

Dr. Kenneth Pelltier , uno psicologo dell'Università di Stanford e autore di diversi libri, tra cui il meglio Mente seller internazionale di guaritrice mente come Slayer , ha studiato persone che hanno fatto notevoli recuperi da malattie letali . Dr. Pelltier trovato che condividevano caratteristiche comuni , in particolare:

* Profondi cambiamenti nella loro vita attraverso la meditazione, la preghiera e le altre pratiche spirituali.

* Un profondo senso del lato spirituale della loro natura umana . La preghiera è più che parole. La preghiera è anche la fede , la speranza e il perdono .
Vedi Il Centro Nazionale per Padre Pio , Inc. nella sezione POC.

FICO D'INDIA: I seguenti sono alcuni meraviglie sani documentati del cactus chiamato fico d'India . Cominciamo con la nutrizione.

a) Alimentazione: Secondo il ricercatore di erbe , Sala Newbegin da Berkeley , California , fichi d'india cactus sono caricati con aminoacidi , antiossidanti , vitamine, ...

b) Energia: Secondo un biochimico a Vista, California , " Fico d'India è ricco di vitamine e aminoacidi che mantengono il nostro corpo di funzionare al loro picco , e migliaia di persone normali che lo assumono segnalare un aumento di energia . " Gli atleti stanno prendendo estratti di fico d'India e possono lavorare più a lungo e più difficile prima di diventare affaticati . E si riprendono più velocemente da muscoli di affaticamento e dolente.

c) Rimedio Dolore: Ricercatori stato fico d'india contiene un ingrediente chiamato betasitosterolo che è un antinfiammatorio naturale . E questo ingrediente può aiutare a ridurre l'infiammazione di ben il 65 % ! Può aiutare il dolore rimedio da muscoli doloranti , artrite, mal di schiena, dolore al ginocchio , ...

d) Riduzione Del Colesterolo: il colesterolo alto aumenta il rischio di infarto del 30%. I ricercatori hanno scoperto che un estratto di fico può tagliare l'arteria - intasamento cattivo - il colesterolo LDL , del 34 % ! Come si fa? Causa fichi d'India come mele , sono carichi di pectina , che è una fibra solubile che afferra il colesterolo e la espelle fuori dal corpo prima che possa entrare nel flusso sanguigno.

PERDITA DI PESO: La ricerca dimostra che fico d'india aiuta a ridurre il peso dell'acqua - gonfiore. Si elimina il tessuto dell'acqua in eccesso. E fico d'india ha un bonus di perdita di peso aggiunto , può ridurre lo zucchero nel sangue del 21% . Ridurre lo zucchero nel sangue distrugge il desiderio di cibo per spuntini e peggio ancora , abbuffate alimentari .

Ora sappiamo che una delle ragioni per cui le tribù indiane in ambienti desertici che hanno avuto accesso alla frutta pera pungente erano così vibrante atletica. E per quanto riguarda dove si possono trovare fico cactus , la maggior parte delle persone pensano di essere esclusiva alle parti lontano sud-ovest degli Stati Uniti . Li potete trovare in tutto le regioni di tipo deserto . Heck , che stanno crescendo in questo momento nel mio cortile , dove ero un ragazzino in Colorado . OK , lo so cosa state pensando - dove posso trovare fico d'india prodotti di cactus ? Vedere fico d'India i prodotti nel canale POC .

PRITIKIN DIETA: Nel 1970 , Nathan Pritikin ha fatto notizia con il suo programma di Pritikin che potrebbe deviazione pressione alta e colesterolo alto raggiunga livelli pericolosi e mortali . Il programma di Pritikin comprendeva basso contenuto di grassi , basso contenuto calorico, dieta povera di sale con un programma di esercizio quotidiano moderato . 893 Pritikin I partecipanti al programma sono stati studiati da un team della Loma Linda University.

I 26 giorni di programma di Pritikin Longevity Center ha dimostrato che c'era qualcosa a questo programma unico.
* 83 % sono stati in grado di terminare la loro prescrizione di medicina di alta pressione sanguigna!

* Partecipante Sovrappeso ha perso una media di 13 chili!

* I livelli di colesterolo è sceso in media del 25 %!

* 50 % dei diabetici sono stati in grado di interrompere l'assunzione di insulina!

* I partecipanti hanno eseguito meglio il test di abilità mentale!

* Molte persone sono state alleviate della loro stanchezza e tenuti meno sonno!

PROANTOCIANIDINE: Nel 1950 , il Professor Jacques Masquelier , dell'Università di Bordeaux , in Francia , isolato componenti attivi della corteccia di pino ; sono stati trovati lungo il fiume San Lorenzo e di altre parti del mondo.

Esistono diversi tipi di 20.000 e combinazioni di bioflavonoidi . Un gruppo particolare è enormemente superiore in quanto è solubile in acqua e altamente biodisponibile . Questo gruppo di bioflavonoidi è chiamato proantocianidine!

Le proantocianidine più potenti e di miglioramento della salute e benefici provengono dalla corteccia del pino marittimo , Pinus maritima , che cresce lungo la costa meridionale della Francia da Bordeaux al confine con la Spagna . Questa corteccia contiene la maggior quantità dei principi attivi ! Chiamato anche di Pychnogenol (proantocianidine) , questi composti speciali permettono il Bordeaux pino di resistere alle dure venti di inverno, il sole accecante e intenso calore dell'estate e dei venti salati dell'Oceano Atlantico!

Proantocianidine sono atossici e sono potenti pesi massimi quando si tratta di antiossidanti ! OPC per breve doppiato , questi OPC possono essere estratti da un paio di alcune specie di alberi di pino ... OPC sono stati ampiamente testati in tutto il mondo per la tossicità e sono stati conclusi ad essere completamente sicuro e non tossico ! Per superiore antiossidanti , è necessario leggere su Pychnogenol (marchio registrato).

PRUGNE: Se non lo sapete ormai, prugne sono ben noti come un ottimo lassativo . Durante gli anni 1950 e 1960 , gli Stati Uniti Department of Western Research Center Regionale Agricoltura ha dedicato considerevoli risorse umane e denaro per trovare il potere lassativo nella prugna . L'USDA ha abbandonato gli studi alla fine degli anni '60 . Le prove scientifiche di esattamente come e perché le prugne funzionano come un grande lassativo sono sconosciuti al momento della scrittura . Tuttavia, le prugne hanno dimostrato il loro valore come lassativo.

A Essex County Center Geriatrico a Belleville, New Jersey , testa dietista del centro, medico e nutrizionista deciso di prendere 300 pazienti anziani fuori lassativi , molti dei quali erano stitico e dipendenti dai loro pillole lassative quotidiane . Il personale ha iniziato con l'aggiunta di due terzi di un grammo di crusca ricca di fibre per la farina d'avena mattina.

Questo ha funzionato il 60 per cento dei casi . I restanti casi difficili , il personale aggiunto fino ad un mezzo bicchiere di succo di prugna al giorno . Un anno più tardi , il 90 per cento dei residenti erano fuori lassativi , preferendo regolarità dietetico -imposto . I pazienti hanno dichiarato di sentirsi meglio e le bollette farmacia per i lassativi sono diminuite di 44 mila dollari il primo anno!

PYCNOGENOL L'ANTIOSSIDANTE DI SCELTA: ogni secondo di ogni giorno , le nostre cellule del corpo sono esposti ad alcol , fumi di scarico , pesticidi , inquinamento , prodotti alimentari trasformati , conservanti , cattiva alimentazione , stress , fumo di tabacco , tossine , raggi x ...

Questi rischi ambientali e le proprie scelte di vita causano l'artrite , ecchimosi , cancro , arteriosclerosi , malattie cardiache , mancanza di energia, danni al fegato , deterioramento mentale , problemi di circolazione, invecchiamento precoce , suscettibilità alle lesioni sportive ...

Un modo nostro corpo si protegge contro gli inquinanti , sia formando antiossidanti in forma di super ossido dismutasi (SOD) . Gli antiossidanti più comuni che si trovano negli alimenti sono le vitamine A , C , E e selenio . Tuttavia, il bombardamento continuo di stress, l'inquinamento ambientale , alimentare e di trasformazione distruggono antiossidanti permettendo al corpo di essere più suscettibili alle malattie e cattiva salute . Il tuo corpo ha già un momento difficile produrre abbastanza antiossidanti per combattere la moltitudine di agenti inquinanti è esposto a ogni secondo!

Gli antiossidanti possono aiutare a MALATTIA DI ALZHEIMER , artrite, cancro , malattie cardiache, JET LAG , PROSTATA , CORSA ...

Ci sono 60 malattie croniche degenerative che la scienza sa di che sono causati dai radicali liberi.

Professor Jacques Masquelier , dell'Università di Bordeaux, in Francia è stato concesso un brevetto degli Stati Uniti per Pycnogenol (un marchio registrato della Horphag Overseas Limited) . Pycnogenol è un prodotto vegetale naturale a base di corteccia di pino costiera europea , Pinus Maritima . Pycnogenol è l'antiossidante più potente oggi e agisce come un protettore contro le tossine ambientali ! La ricerca ha dimostrato che il Pycnogenol è 50 volte più efficace della vitamina E e 20 volte più potente di vitamina C!

Gli studi dimostrano che Pycnogenol è rapidamente assorbito e distribuito in tutto il corpo in 20 minuti. Pycnogenol aiuta ad attivare la vitamina C e ha farlo funzionare prima di lasciare il vostro corpo . Pycnogenol è utilizzato in Francia , Finlandia, Olanda , Germania, Svizzera e ora gli Stati Uniti.

Pycnogenol è un'arma perfetta per prevenire malattie e invecchiamento precoce . Utilizzo di integratori per aumentare l'assunzione di antiossidanti può costruire le difese del corpo e può rallentare il processo di invecchiamento . Pycnogenol è un efficace antiossidante che è forse uno dei più potenti spazzini dei radicali liberi DISPONIBILI!

I seguenti sono solo il 40 % di alcuni dei benefici per la salute documentati dalla ricerca del Dr. Richard Passwater , il dottor Jacques Masquelier , dottor Morton Walker , Pasteur & Huntington Istituti e le altre sette università leader in Europa.

* Diminuzioni Allergie \ Febbre da fieno
* Migliorare la resistenza immunitaria
* Aiuta Alzheimer
* Aiuta Asma \ Bronchite
* Aiuta diabete
* Migliora la circolazione
* Migliora la flessibilità delle articolazioni
* Migliora la scorrevolezza della pelle
* Aumenta l'energia , meno fatica
* Abbassa il colesterolo
* Impedisce Ulcera Formazione
* Impedisce la formazione di grasso \ cellulite
* Previene l' increspatura della pelle
* Riduce il dolore di artrite
* Riduce la pressione sanguigna
* Riduce Infezione \ Flu \ freddo
* Riduce Menopausa PMS \ \ Cramps
* Riduce il rischio di cancro
* Riduce il rischio di flebite
* Riduce il rischio di ictus
* Riduce lo stress \ Depressione
* Riduce le vene varicose

* Riparazioni Aterosclerosi
* Resiste Mutagen Attacchi
* Resiste LDL ossidate
* Ritarda l' invecchiamento
* Rinforza Capillari

Che cosa è Pychnogenol e cosa può fare per me?

Pychnogenol è un estratto dal pino marittimo costituito proantocianidine e nutrienti idrosolubili . Pychnogenol , una specifica miscela di bioflavonoidi (brevettato) , un "super protettore nutriente " è un fatto di potenti nutrienti antiossidanti per uso a combattere i radicali liberi . La miscela di sostanze nutritive può aiutare a vivere meglio più a lungo , stare meglio e apparire più giovane . Pycnogenol è noto per proteggere l'utente da circa 80 malattie, tra cui l'artrite , cancro, malattie cardiache e la maggior parte delle malattie non germinali che sono collegati all'azione chimica deleteria dei radicali liberi.

E 'ben noto e documentato che i nutrienti antiossidanti proteggono le cellule del corpo dai radicali liberi attaccano . I radicali liberi si formano durante il normale metabolismo e si moltiplicano per gli inquinanti ambientali e le radiazioni.

Pychnogenol rallenta il danno associato con l'invecchiamento , ridona elasticità e morbidezza alla pelle a causa della sua influenza sulla proteina della pelle , nutre le cellule del sangue e vasi sanguigni.

Questo incredibile antiossidante allevia la febbre da fieno , delle allergie , rafforza i capillari per ridurre l'edema , vene varicose e contusioni ... Se Pychnogenol non era sicuro , non sarebbe stato permesso di essere venduti in molti paesi per così tanti anni . Finché Pychnogenol viene venduto senza pretese farmaco-simili , è disponibile come integratore alimentare ricco di sostanze nutritive . Leggi altri benefici sulla salute indicati nelle pagine precedenti.

È Pychnogenol sicuro da usare?

Pychnogenol è stato ampiamente testato da decenni . Gli studi includono la tossicità acuta e grave , mutagenicità , cancerogeni e teratogeni studi.

Pychnogenol può aiutare con le allergie?

È stato notato da tempo che bioflavonoidi possono controllare allergie. Le allergie sono in genere trattati con antistaminici . Gli antistaminici agiscono interferendo con il legame di istamina di cellule dopo la sua uscita . Pychnogenol e altri bioflavonoidi agiscono per impedire il rilascio di istamina in primo luogo. Molti medici in Europa hanno riferito che Pychnogenol era la loro prima raccomandazione per la febbre da fieno e allergie connesse. A loro parere , Pycnogenol è estremamente efficace, sicuro e disponibile a un costo inferiore rispetto ai farmaci di sintesi.

Che ne dici di vene varicose?

Secondo uno studio tedesco , il 77 % di 110 persone (84) con le vene varicose ha mostrato un netto miglioramento nella dimensione dei loro varicosità.

Che ne dici di retinopatia diabetica?

Pychnogenol è stato concesso in licenza in Francia per anni per trattare la retinopatia diabetica . In uno studio clinico in cui sono stati dati 40 pazienti 80 mg a 120 mg di Pychnogenol al giorno per una settimana seguito da 40 mg a 80 mg al giorno per un massimo di quattro mesi , il novanta per cento dei destinatari aveva una riduzione del micro sanguinamento capillare e la loro vista migliorata!

QIGONG: Fino al 1980 , questo vecchio 5000 anni pratica (QiGong) , è stato tenuto come un segreto all'interno delle famiglie e templi religiosi . Qigong è una tecnica orientale antica che utilizza il movimento e la respirazione per stimolare le energie di guarigione naturale all'interno del corpo. Praticato regolarmente , è stato dimostrato per migliorare la vitalità generale , ridurre gli effetti dello stress e contribuire alla resistenza alle malattie.

Grande ospedale medicineless del mondo , la Huaxia Zhineng Qigong Clinic & Training Center si trova a Qinhuangdao , Cina . Il suo fondatore è il Dott. Pang Ming , un Maestro di Qigong che è addestrato in medicina tradizionale occidentale e cinese. Dal momento che la sua pratica iniziale , nel 1988 , la clinica ha curato più di 180 malattie diverse (100.000 pazienti +) con un tasso di successo del 95 % ! Battere che percentuale di successo "medicina convenzionale ! " Il centro evita farmaci e diete speciali e favori di esercizio, l'amore e l'energia vitale che è conosciuta come chi!

Come si può guardare in questa pratica alternativa? Luke Chan , il primo Master Chi- Lei ad essere certificato al di fuori della Cina dal Zhineng Qigong Center, ha praticato Qigong e Tai Chi per 28 anni . Egli adesso a Stati Uniti! Lui ti invieremo gratuitamente informazioni riguardanti la sua pratica ! Vedere Luke Chan e Una Guida per principianti sano respiro della Sezione POC.

DIETA DEL CIBO CRUDO: Probabilmente la migliore dieta che ho incontrato è la Dieta Raw Food. Questa dieta consiste di frutta e verdura crude e spremitura. Questa dieta è simile alla dieta Gerson , con l'eccezione di consumare grandi quantità di grano . Questa dieta ha letteralmente risolto una vasta gamma di problemi di salute in cui la medicina convenzionale non è riuscita ! Sì , anche i casi terminali!

RIFLESSOLOGIA DEPRESSIONE ASSASSINO: Sensazione di blu può portare su una baldoria di alimentazione . Se hai il blues e ti senti giù e fuori , non andare a calciare il cane o che creatura 9 - vita . Ecco un super semplice applicazione Riflessologia si può fare per voi stessi o un compagno di peso -watcher Anytime Anywhere.

La ghiandola pituitaria contribuisce ad accrescere i livelli di endorfine che si traduce nel rendere felici. I punti riflessi che stimolano la ghiandola pituitaria si trovano centro sulle parti carnose di ogni pollice.

Con il dito indice della stessa mano si applica ferma massaggio impastare per un paio di minuti e ripetere fino a sei più felice di critter 9 - vita con servitori umani che assicurano una ciotola di vittles fresche, un letto caldo , giocattoli, e una lettiera pulita sono sempre disponibile 24 ore al giorno. E non dimenticate i 02 punti di riflesso più ipofisari situati in basso al centro di entrambi gli alluci.

RIFLESSOLOGIA PUNTI DI DIMAGRIMENTO: . " La riflessologia è una tecnica di carrozzeria specifica di accarezzare o esercitare pressione una parte del corpo al fine di effettuare cambiamenti in un'altra parte del corpo , rilassare i muscoli e stimolare la propria capacità naturale del corpo di guarire se stesso ci sono diverse tecniche sotto la Riflessologia termine generico : . Riflessologia della mano , riflessologia plantare , Zona Riflessologia Riflessologia e corpo Il Reflexologist utilizza una mappa del corpo sulle piante dei piedi e le palme delle mani.

Massaggiare queste estremità invia un segnale di energia che stimola i riflessi , gli impulsi nervosi automatici collegati a specifiche aree del corpo . Altre parti del corpo sono le orecchie , testa , torso e schiena contengono anche riflessi corrispondente a tutto il corpo.".

Qui ci sono alcune applicazioni riflessologia pulito è possibile utilizzare qualsiasi momento ovunque per ridurre il peso indesiderato.

a) Tiroide punto riflesso: La tiroide è una ghiandola a 01 once situato il pomo d'Adamo . Si secerne un ormone chiamato tiroxina . Tiroxina è il principale ormone metabolico del corpo che aiuta il corpo a bruciare calorie . I punti di riflesso della tiroide si trovano presso i pad su ogni palmo sotto il pollice . Applicare ferma massaggio impastare per entrambi i punti di riflesso per qualche minuto . Ripetere un secondo tempo.

b) Fegato Reflex Point: Il fegato è un 03 -libra , organo di forma triangolare che esegue circa 500 funzioni + per il corpo su base giornaliera - 24 ore al giorno (filtraggio delle tossine , produce la bile a digerire i grassi , a filo di grasso attirare le tossine , lubrificare l'intestino , lo zucchero negozio , produzione di ormoni , che formano le cellule del sangue , la conservazione e l'utilizzo di vitamine e minerali , ...) . Il fegato è situato al quadrante superiore destro della zona addominale . Il punto di riflesso si trova al palmo della mano destra direttamente sotto l'anello e mignolo . Applicare un massaggio impastare a queste zona per alcuni minuti e ripetere una seconda volta.

PREMIATI: Una volta che voi e il vostro medico a decidere su una dieta sana per voi , in un futuro molto vicino , si sta andando a desiderare tutti quei cibi gustosi e spuntini che una volta mangiato su una base quotidiana . Così, invece di cedere a quelle voglie e / o privarsi completamente - Premiati con un piccolo regalo e non un buffet di roba malsana . In questo modo non " cadere il carro " e completamente regredire di nuovo ai vostri modi non sani . Alla fine, una volta che si vede il grande progresso di perdita di peso - non si può toccare qualsiasi di questi cibi non sani e snack.

RISO: Riso non solo è delizioso , ma il riempimento ed è un bene per voi . Rice contiene solo una traccia di grasso , una fonte di carboidrati complessi , è senza colesterolo e ha circa 164 calorie per tazza . Il riso integrale ha ancora il kernel esterno o rivestimento esterno che rende riso più fibre e sostanze nutritive del riso bianco.

In uno studio, il Dr. Walter Kempner alla Duke University , Durham, North Carolina , ha sviluppato la dieta del riso . Rice era l'alimento base , frutta e verdura sono stati poi successivamente aggiunto alla dieta . La dieta del riso prodotto perdita di peso , invertita e curato disturbi renali , così come ha contribuito rimedio pressione alta ! Se avete voglia di provare la dieta del riso , leggere il più possibile riguardo questa dieta e consultare il vostro medico . Attualmente (estate 2012), conducendo una ricerca sulla lotta contro il cancro Riso Dieta.

RUCKSACKING (MARCIA CON ZAINO): Uno dei tanti discriminatori o strumenti eliminando dell'Esercito Special Forces Qualification Course US (SFQC - Berretti verdi) era / è lo zaino . E ' il candidato SF contro se stesso (Fatica rende vili) portando il suo zaino ovunque 03-12 - miglia (a tempo) durante tutto il corso e di più durante la fase di pattugliamento . Velocità di camminare, correre e sprint con un 45 - zaino 55 chili (non include il peso delle armi , l'acqua , e altri attrezzi) su sterrato duro , pavimentazione , sabbia e sabbia profonda , USTIONI - una quantità enorme di calorie.

Un problema, però, lo stile rucksacking militare è per il giovane e già in buone condizioni fisiche . Tuttavia, se si vuole fare alcuni esercizi a piedi e portare un piccolo zaino ponderata (10- chili max), sono sicuro che otterrà un grande allenamento e bruciare più calorie che camminare facendo regolare la velocità.

CORREREM NUOTARE, RUCKSACKING SPARARE: Mentre nell'esercito degli Stati Uniti e di stanza a Fort Davis , Panama , ogni tanto un po ' tutto il battaglione avrebbe fatto quello che abbiamo chiamato un run- Swim - Ruck -Shoot . Da Ft . Davis, avevamo finito un paio di miglia a Dock # 45 , donn una maglia di vita (sicurezza) e nuotare 01 miglia in mare aperto in un'altra posizione , donn nostri zaini un ruck un paio di miglia alla gamma e sparare le nostre armi assegnate. Un grande allenamento , ho stima è bruciato un paio di migliaio di calorie . Considerare qualcosa di simile quando si va sul vostro prossimo allenamento . Linea di fondo - mix- up il vostro allenamento in modo da non annoiarsi . Heck , andare al vostro centro commerciale locale e iniziare a camminare - check-out tutto come voi rapida passeggiata.

ARTICA RUSSA ERBACCIA (ARE): Che diavolo è Artica Russa Erbaccia (ARE)? ARE è ora emergendo come un'erba potente per aiutare nella longevità e si può guardare verso molti " vibrante e tagliente come una frusta " contadini russi come prova . ARE ha una storia di essere alimentato a Russi che in realtà aveva bisogno di essere al loro meglio per la Madre Terra - astronauti e russi Class atleti di livello mondiale.

a) Potenza Del Cervello: Un gruppo di prova ha mangiato un estratto di ARE e in 24 ore per i loro punteggi dei test alzarono un incredibile 88 % ! Il gruppo di controllo che ha preso un placebo ha segnato più basso 84 %.

b) Anti - Depressione: ARE Si osserva per aumentare il "sentirsi bene" ormone - la serotonina - del 30% , combattendo così la depressione , evitando abbuffate.

c) Energia Dopo - Burner: ARE è anche noto per aumenta in qualche modo i livelli di energia . Come si fa questo è chiaro , al momento della stesura di questo.

d) Perdita Di Peso: Come avete appena letto se prima, potrebbe contribuire a rafforzare i livelli di energia che deve aiutare a perdere indesiderate , malsano chili di troppo . Un gruppo di test che ha preso integratori ARE perso 20 libbre in pochi mesi , mentre il gruppo di controllo ha guadagnato peso.

OK, so che quello che stai chiedendo , dove è possibile ottenere ulteriori informazioni su ARE? Vedere il paese del Dottore grande sacco di Cure Common Sense nella sezione POC.

PROGRAMMA E PREPARARE PASTI IN ANTICIPO: per assicurare a rimanere sulla vostra dieta , pianificare e preparare i pasti a basso contenuto di grassi in anticipo (per freschezza , 24 ore) . Questo assicura di mantenere la promessa fatta a se stessi per attaccare alla vostra dieta sana che non solo vi aiuterà a perdere peso , risparmiare denaro (mangiare fuori - alti cibi elaborati grassi) , ma quei pasti già pronti aggiungerà un sacco di anni in buona salute per la tua vita . Pasti sani pre-fatti vi impedirà di mangiare pasti sani fast-food , dolci, caramelle , bibite , snack, ...

AUTO-GUARIGIONE: A volte devi solo dipendono da soli perche nessuno si preoccupa più di te di te! E ti ho dato un sacco di esempi di alternative di auto-guarigione per tutto Special Intelligence Report # 309 . Devi credere che il tuo corpo ha la capacità miracolosa di guarire se stesso attraverso la dieta speciale , la mente -sopra- mater , terapie alternative , esercizi , ... quindi auto-guarigione . Si prega di rileggere Intelligence Report Speciale # 309 a vostro piacimento.

SERE DI DIMAGRIMENTO PIANO: Ecco il piano di perdita di peso più radicale e impegnativo sulla Terra . SERE è un acronimo militare e si distingue per la sopravvivenza fuga Resistenza e Evasion . Ho frequentato il 01 mesi US Army SERE Corso Istruttore alla fine del 1980 nelle giungle di Panama . L'ultima settimana del corso è stata la porzione evasione prima persona nascondere sito sopravvivenza . In ogni caso , durante l' evasione , 02 plotoni di fanteria erano alla ricerca per la nostra squadra e di diverse altre squadre in tutta giungla panamense in modo che in sé ci ha tenuti eludere mentre mangia quasi nulla , tranne per un paio di piante commestibili selezionate e l'acqua dei ruscelli.

La coda - fine del corso è stata la fase di isolamento presso i nostri siti nascondersi con più campo -craft compiti di sopravvivenza abbiamo dovuto completare per passare il corso . In questo tempo di un paio di giorni ho mangiato quasi niente e bevuto pochissima acqua . La mia mente si stava rapidamente deteriorando (memoria , calcolo , di decisione , ...) . Quello che non sapevo che si stava deteriorando ancora più veloce è stato il mio peso.

Dopo tutto questo, i "sopravvissuti " erano arrotondato - up e ci sono stati valutati da personale medico per includere il nostro peso . L'ultima settimana del corso ho perso 25 libbre . Che viene a 3 1/2-pounds al giorno!

Quindi, se si va nei boschi sul vostro prossimo outdoor multi- giorni di avventura e mangiare quasi nulla - tranne bere molta acqua (a digiuno) , scommetto che si perde un po 'di peso . Vedere digiuno.

CROSTACEI: Molluschi sono a basso contenuto di grassi e di fornire meno calorie di carne di manzo , fornire una fonte di calcio e sono estremamente gustoso . Ecco i conteggi di calorie per quattro once di sei tipi di frutti di mare. Vongole sgusciate forniscono solo 86 calorie . Granchio cucinato fornisce solo 105 calorie . Un astice cotto fornisce solo 108 calorie . Cozze in scatola forniscono solo 107 calorie . Ostriche sgusciate forniscono solo 103 calorie . Cotto capesante arredare solo 127 calorie . Un tempo si pensava che molluschi erano pericolosi per il sistema cardiovascolare , perché elevati di colesterolo nel sangue . Beh, è esattamente l'opposto. Crostacei aiutano a proteggere le arterie e vasi sanguigni , abbassando significativamente il colesterolo cattivo nel sangue di tipo (LDL) . Crostacei trasportare alte concentrazioni di acidi grassi che aiutano a prevenire la formazione di coaguli sanguigni (trombi) nei vasi sanguigni e sono noti per essere potenzialmente utile per molte malattie per includere allergie, asma , cancro, mal di testa, psoriasi e artrite reumatoide Omega-3 !

Sono frutti di mare un cibo per la mente ? Frutti di mare , così come altri frutti di mare , fare stimolare l'energia mentale! Secondo il Dr Judith Wurtman , un ricercatore che conduce al MIT , crostacei e pesce aumentare il vostro umore e le prestazioni mentali . Perché ? Crostacei sono a basso contenuto di grassi e carboidrati e proteine quasi puro che offre una grande quantità di un aminoacido chiamato tirosina al cervello.

La tirosina è poi fatto in due energizzanti mentalmente sostanze chimiche del cervello chiamati dopamina e noradrenalina . La ricerca ha dimostrato sia negli animali e gli esseri umani che, quando il cervello produce questi neurotrasmettitori , dopamina e noradrenalina , l'umore e l'energia vengono potenziati ! Avete la tendenza a pensare e reagire in modo più rapido . Tu sei più attento , motivato e mentalmente energico ! Per aumentare il vostro potere di cervello , un dosaggio normale sarebbe di circa 4 grammi.

SEI PASSI AVANTI E UNO INDIETRO: Per fermare tacchino freddo da mangiare tutti quei cibi deliziosi e malsana (caramelle , fast food , Five Deadly Bianchi , ...) e di passare a una dieta super- sano è molto difficile. Quindi fare questo, regalatevi il 7 ° giorno . Stick per la vostra dieta super- sano per 06 giorni e il 7 ° giorno andare avanti e andare al tuo ristorante fast-food preferito e premiare te . Ottenere quelle pulsioni , tentazioni , ... fuori del vostro sistema e spendere il 7 ° giorno . Questo dovrebbe aiutare a mantenere in pista per soddisfare i vostri obiettivi di perdita di peso . Sì , si può sfoggiare il tuo compleanno anche - lo faccio . Quindi prendere Sei passi avanti ed uno indietro per soddisfare i vostri obiettivi di perdita di peso.

LATTE SCREMATO: Una tazza di latte scremato ha solo una traccia di grasso . Una tazza di latte 2 per cento di grassi ha 5 grammi di grassi , mentre 1 tazza di latte intero ha 8 grammi di grassi . Utilizzare latte scremato per rendere gustosi frullati - vedi Smoothies.

FRAPPÈS: Questo può essere il più gustoso pasto perdita di peso (prima colazione, pranzo , cena e spuntini) mai slurped . Si chiamano frullati . E quando si fanno em ' a destra (continuate a leggere), rispetto ai pasti anche la perdita di peso , frullati sono ancora inferiori di grassi , basso contenuto di calorie e che realmente si riempiono.

Frappès sono composti da uno o tutti i seguenti alimenti : frutta, verdura , cubetti di ghiaccio pura, acqua pura , latte scremato , spezie, olio sano [semi di lino] , e di protein in polvere . Qui di seguito sono alcune delle mie Ricette Smoothie per aiutarvi a raggiungere i vostri obiettivi di perdita di peso . Ok, cominciamo con ananas frullato.

Ananas Frappès
Servire (s) : 01

Ingredienti: 1 /4 di tazza di ananas tritata surgelata , 01 banana congelata , 06 fragole surgelate , 1/2 tazza di latte scremato , 02 tazze di cubetti di ghiaccio puro , 01 cucchiaino di olio di semi di lino , 01 cucchiaio di burro di arachidi e 01 frullatore.

Indicazioni : Mettere tutti gli ingredienti nel frullatore e mescolare per una consistenza frappè.

Nota: Nessuno

Burro Di Arachidi Frappès

Servire (s) : 01

Ingredienti: 1 /2 tazza di burro di arachidi , 3/4 di tazza di latte scremato , 01 banane congelate , 02 tazze di cubetti di ghiaccio puro ,01 cucchiaino di olio di semi di lino , e 01 frullatore.

Indicazioni : Mettere tutti gli ingredienti nel frullatore e mescolare per una consistenza frappè.

Nota: Nessuno

NOCI Frappès

Servire (s) : 01

Ingredienti: 01 cucchiaio colmo di pinoli , 01 cucchiaio colmo di mandorle tritate , 01 cucchiaio colmo di noci tritate , 01 pallina di burro di arachidi , 01 banane congelate , 1/2 tazza di latte scremato , 02 tazze di cubetti di ghiaccio puro , 01 cucchiaino di olio di semi di lino , e 01 frullatore.

Indicazioni : Mettere tutti gli ingredienti nel frullatore e mescolare per una consistenza frappè .
Nota: Nessuno

OK , sì, ho avuto più frullati per voi, ma vi è venuta l'idea . Inventa il tuo frullati al gustoso piacimento , basta assicurarsi che ogni ingrediente è a basso contenuto di grassi , basso contenuto di calorie , basso contenuto , ... per raggiungere i vostri obiettivi di perdita di peso . Vedere a destra Smoothies Dimensione nella sezione POC .

Tenere il telefono . È possibile acquistare una varietà di gustosi pacchetti " Smoothie " presso il vostro negozio di alimentari locale . Concord Foods offre cioccolato banana, fragola , ananas tropicale e gusti arancia . Basta aggiungere la frutta, ghiaccio , o latte scremato. Buttare tutto in un frullatore e hai ottenuto un frullato ! E sì , ho controllato gli ingredienti , sono tutti grassi e costano solo circa 0,884 di un pacchetto .

SPUNTINI: Secondo Jane Schultz della Snack Foods Association , Alexandria, Virginia , l'americano medio ha mangiato un enorme 22 -libbre di snack salati nel 1994 rispetto a 17,5 libbre nel 1988 . Nessuna meraviglia che la maggior parte degli americani sono sovrappeso . Mi chiedo che cosa le statistiche sono per questo l'anno scorso!

ZUPPA: I ricercatori hanno scoperto che la minestra potrebbe effettivamente aiutare a perdere peso ! Perché ? Prima di tutto minestra contiene principalmente acqua e la seconda che ti riempie. Vedere Jello e acqua.

SOIA: Germogli di soia sono poco costoso e nutriente. Una mezza tazza di semi di soia crudi fornisce solo 385 calorie , mentre una mezza tazza di fagioli di soia cotti fornisce solo 150 calorie . Germogli di soia sono ricchi di calcio , ferro, potassio e proteine . Il grasso nella soia è insaturo e ha un basso contenuto di sodio . La ricerca indica che la soia possono abbassare il colesterolo , ridurre i trigliceridi , aiutano a regolare lo zucchero nel sangue , alleviare e prevenire la stipsi e abbassare il rischio di cancro . La ricerca indica anche la soia possono prevenire o sciogliere i calcoli biliari.

Malattie degenerative da artrite al cancro, sono noti per essere notevolmente più basso negli uomini giapponesi e donne rispetto ai loro omologhi americani ! Perché ? Uno dei motivi è giapponese hanno molto meno grassi nella loro dieta e giapponese mangiare molto di più prodotti di soia come il miso, latte di soia , salsa di soia e tofu . Fagioli di soia contengono sostanze fitochimiche chiamati polysterols e saponine che sono note per abbassare il colesterolo.

Altre sostanze fitochimiche presenti nella soia sono chiamati isoflavoni , genisteina e daidzeina , anche chiamato fitoestrogeni . I fitoestrogeni sono noti per alleviare i sintomi della menopausa , proteggere le donne contro gli effetti di estrogeni troppo (cancro del seno e dell'endometrio) , e possono aiutare a proteggere gli uomini contro il cancro alla prostata!

Germogli di soia contengono anche anticarcinogeni . Studi hanno notato che i componenti della soia hanno effetti inibitori su leucemie e tumori del seno , del colon , del polmone , della prostata e stomaco!

Secondo le indagini giapponesi alla ricerca di alimenti che proteggono contro il cancro , uno dei quali fu miso , una zuppa di soia -incolla . Uomini e donne che hanno consumato una ciotola di miso al giorno giapponesi avevano un terzo più basso rischio di cancro allo stomaco di quelli che non hanno mai mangiato miso ! Vedi prodotti Haelan incorporato nella sezione POC.

SPECIALE ESERCIZIO DI RESPIRAZIONE: respirazione speciale esercizio di eccitare immediatamente se stessi e aiutare a bruciare il grasso in eccesso -up!

Avete mai sbadigliato ? Certo che avete. Quello è il vostro corpo cercando di dirvi che potete avere bisogno di più sangue ossigenato al vostro corpo stanco , sei cellule affamate stanche!

Questo argomento dovrebbe probabilmente essere intitolato "La guarigione a livello cellulare . " Prima lasciate che vi dica un fatto in buona fede . La maggior parte di noi esseri umani (99.9999999) sono sfiati poco profonde. A meno che non sei uno Yogi , monaco tibetano , in meditazione , o applicazioni Mente-Sopra-Materia come visualizzazione , non hai idea di come respirare meglio in modo che sia più salutare e rilassante.

Ogni applicazione Mente-Sopra-Materia che ho studiato negli ultimi 5 anni ha avuto una qualche forma di " respirazione speciale " coinvolti nella pratica . Quindi ci deve essere qualcosa di speciale respiro - respirazione speciale . Prima lasciate che vi dica perché anche un semplice respiro profondo di tanto in tanto è utile e sano per voi e il vostro medico coraggio di dire " che è BS , io non voglio che voi a respirare in modo diverso , è un male per voi e per tutti."

Ogni cellula del vostro corpo ha bisogno di sostanze nutritive e ossigeno . e ci sono un sacco di cellule nel vostro corpo dolorante per il carburante prezioso che non viene mai veramente perché sei un attimo di respiro poco profondo ! Siete pronti per questo - ci sono 100.000.000.000.000 (1 -cento trilioni) di cellule del vostro corpo . L'ossigeno è uno di quei nutrienti vitali . Il tuo corpo ha la capacità innata di guarire se stesso a partire a livello cellulare . Una cellula del vostro corpo è molto più intelligente per la vostra salute di ogni medico . Permettetemi di dare qualche informazione guarigione aprire gli occhi sulla guarigione a livello cellulare.

Quindi, ecco una semplice forma di respirazione ed è facile e gratis. Nella sezione POC sono altri POC per ottenere diverse e avanzate tecniche di respirazione sani.

Passo 01: Trovare un momento tranquillo (30 minuti) e posto nella vostra casa.

Passo 02: Posa o seduti - up , far uscire tutta l'aria nei polmoni e respirare attraverso il naso (filtri aria) una vera e propria profonda fino a non si può prendere in qualsiasi altro aereo.

Passo 03: Tenere il respiro per 15 - 20 secondi e forzare rapidamente tutta l'aria attraverso i polmoni.

Passo 04: Una volta che tutta l'aria viene espulsa , fate un respiro profondo attraverso il naso e tenerlo premuto per 15-20 secondi e rilasciare.

Passo 05: Ripetere i punti 02-04 per 30 minuti.

Passo 06: è possibile utilizzare la visualizzazione con la respirazione profonda per aiutare a guarire il corpo . Chiudete gli occhi , quando si espira - immaginare tutte le tossine dalla testa ai piedi di essere costretti dal vostro corpo attraverso la bocca . Aggiungi colore alle tossine come rosso bruno . Quando inspirate profondamente immaginare inalando una luce bianca che entra dalle narici , passa per i polmoni e si diffonde in tutto il corpo.

E come trattenere il respiro per 15-20 secondi che la luce bianca brillante si trasforma in lucido cavalieri cromata con le spade su bianco vestiti-up stalloni . I cavalieri si battono , tagliando , calpestando e uccidendo malattia , grasso ... e anche fissaggio e riparazione di parti danneggiate del corpo . È anche possibile visualizzare la luce bianca brillante di andare a una parte specifica del corpo quando si inala profondamente per la guarigione in più! Ripetere per 30 minuti ! La visualizzazione deve essere utilizzato in un luogo tranquillo e isolato nella vostra casa.

È tutto qui ? E 'così facile ? NO! Non si può pretendere risultati a meno che non si pratica questo respirazione speciale almeno 30 minuti ogni giorno . Quindi dedicare 30 minuti del vostro giorno di esercizi di respirazione profonda . Heck , si può fare mentre si guida l'auto (non usare la visualizzazione) . In un futuro AASN , otterrete diversi scenari di visualizzazione è possibile utilizzare per guarire se stessi ! Ora cerchiamo di coprire una pratica antica che è la guarigione benefici come la respirazione profonda . È necessario leggere Healing Cellulare e vedere Una guida per principianti sano respiro nella sezione POC .
Seguire le istruzioni raccomandate solo come da approvazione del medico.

SPINACI: Una tazza di spinaci crudi fornisce solo 12 calorie , dove come una tazza di spinaci cotti fornisce solo 42 calorie . Spinaci è molto povera di grassi , fornisce vitamina A come carotene , vitamina C , vitamina E , calcio, ferro e molti altri nutrienti . Spinaci prevede che la fibra tanto necessaria per aiutare a prevenire il cancro e aiuta ad abbassare il colesterolo , perdere peso e controllare il diabete!

Secondo il dottor Richard Shekelle , epidemiologo presso l'Università del Texas , gli spinaci ha tutto, compresa la possibilità di mandare su di giri il metabolismo . Secondo il Journal of American Medicine , spinaci è chiamato ' il re delle verdure.'

Una delle molte verdure verde scuro , spinaci in cima alla lista (insieme con le carote) di alimenti consumati più spesso da persone di tutto il mondo con i tassi più bassi di tutti i tipi di cancro, in particolare della cervice uterina , del colon , dell'endometrio , dell'esofago , della laringe , del polmone , della faringe , della prostata , del retto e dello stomaco.

Spinaci fornisce elevate quantità di clorofilla , che è un bloccante il cancro osservato . Studi italiani , hanno scoperto che gli spinaci , nei test in provetta è stato drammatico nel bloccare la formazione di uno dei più potenti agenti cancerogeni conosciuti - nitrosammine . Degli alimenti testati (carote, cavolfiore , lattuga, fragole ...) , succo di spinaci era di gran lunga il più potente ! Spinaci contiene acido folico , che è nota come booster umore. Siete affetti da depressione ? Mangia gli spinaci!

SPIRULINA: La parola Spirulina deriva dalla parola latina per " elica" o "spirale" per la configurazione fisica dell'organismo quando forma vorticoso , microscopici filamenti . La Spirulina è una semplice alga , unicellulare che può essere trovato con i caldi corpi alcalini di acqua dolce. Il contenuto di nutrienti delle alghe soddisfa le esigenze alimentari di ogni cellula degli organismi superiori e la rende una delle fonti più concentrate di cibo puro e nutrizione nell'universo . E ' uno dei grandi pascoli non raccolta del mondo. Spirulina viene classificato in base alla prevalenza di colorazioni : blu-verde , verde , rosso e marrone . Spirulina è una delle alghe blu-verde a causa della presenza di clorofilla (verde) e ficocianina (blu) pigmenti nella sua struttura cellulare . Spirulina non è una pianta mare anche se è imparentato alla lontana con alghe.

Valori Spirulina nutrizionali sono eccezionali . Spirulina è di circa 65-71 per cento di proteine , che sono biologicamente completare e fornire tutti gli otto aminoacidi essenziali nei rapporti corretti e fornisce 10 dei 12 aminoacidi non essenziali . Esso fornisce anche B - 12 , acido folico e clorofilla.

La seguente è una frazione di malattie e disturbi noti che sono stati studiati in relazione agli effetti delle Spirulina:

* Anemia - La clorofilla , B - 12 , acido folico e di proteine di Spirulina è stata fondamentale per l'aumento del volume dei globuli rossi e la capacità di trasportare ossigeno entro 4 settimane. Spirulina supplementazione era più vantaggioso per quelli con lunga durata insufficiente apporto di elementi nutritivi in tracce . Ha inoltre contribuito ad accelerare il recupero da anemie sangue -perdita.

* Diabete - Gli zuccheri di Spirulina sono facilmente assimilabili e ha contribuito a mantenere i livelli di glucosio nel sangue costante con ridotta fluttuazione dei soggetti del test clinici. Densità di nutrienti di Spirulina ha contribuito a ridurre il desiderio di cibo che hanno permesso la perdita di peso e la minore necessità di insulina . Miglioramento condizione diabetica e vigore generale e il senso di benessere è aumentato.

* L'avvelenamento da metalli pesantiHeavy - La supplementazione di Spirulina è stato notato per stimolare l'escrezione di alcuni contaminanti , in particolare cadmio . Piombo e mercurio sono escreti.

* Malattie del fegato - Quando il fegato viene aggredito da tossine o infezioni , ma dipende da digerire facile proteine e vitamine concentrato di alta qualità e . Secondo gli studi giapponesi , epatite acuta e cronica e danni al fegato precoce tramite l'abuso di alcool , indicano che il contenuto nutrizionale di spirulina migliora capacità di recupero del fegato dopo 2-6 settimane di supplementazione di Spirulina in entrambi i pazienti medicati e non medicati.

* Leucociti Loss Prevention - radioterapia e la chemioterapia trattamenti possono causare una riduzione di quelle malattie combattimento globuli bianchi e Spirulina supplementazione può aiutare a ridurre tale perdita. I pazienti hanno riferito meno nausea e stanchezza da trattamento del cancro , quando l'assunzione di integratori di Spirulina.

* Senilità - Secondo il dottor Abram Hooffer , la maggior parte dei casi di vera senilità sono causati da carenze nutrizionali sottili . I minerali concentrati, proteine e vitamine possono potenziare ripristino della normale funzione. Gli aminoacidi che stimolano il cervello sintesi di catecolamine (regolatori dell'umore) e inositolo (nutrienti nervo) in Spirulina può aiutare la funzione in molte persone affinare.

* Ulcere - Secondo al 1965 di prova riportati nel "Japan Medical News", due grammi di supplemento di Spirulina guariti tutti sintomi di ulcere gastriche ! Inoltre , sette su nove casi di ulcera duodenale sono stati completamente guarito , mentre gli altri due casi rilevati netto miglioramento. I cappotti clorofilla il rivestimento dello stomaco irritato , inibisce disadattivi pepsina secrezioni e riduce l'infiammazione dei tessuti . Spirulina contiene mesafirine che è un inibitore potente ulcerazione.
Seguire il dosaggio e le istruzioni riportate sull'etichetta e secondo le istruzioni del medico consigliato.

AMIDI: Mangiare più amidi (carboidrati complessi) . Amidi non fanno ingrassare e possono abbassare il colesterolo diluendo il grasso che si mangia . Mangiare più amidi come i fagioli , cereali e ortaggi a radice . Vedere Fagioli , fagioli e fagioli al forno Dieta Weight -Loss.

RIDURRE LO STRESS: Lo stress di tutti i giorni della vita potrebbero avere fate qualche sana non ha fame per aiutare consolarvi, calmarti , ... Tuttavia, invece di girare per il tuo comfort food anche se è sano , provare alcuni dei seguenti stress Busters modo per aiutarti a rimanere sulla vostra dieta sana. Ok, cominciamo con voi Flaming stress Buster.

a) Fiamma: Ho maggior parte della mia vita conosciuto ma non aveva alcuna prova scientifica che le fiamme tremolanti calmarti e la prova qui di . Avete mai guardato le fiamme tremolanti del vostro fuoco o anche nelle fiamme tremolanti del vostro camino ? Come su una fiamma di una candela normale ? Certo che avete. Scommetto che un po ' ha ottenuto ipnotizzato non è vero? Ho fissò il ipnotici fiamme rilassanti kazillions di volte da quando ero un ragazzino . In ogni caso , studi recenti hanno dimostrato che le fiamme possono de-stress te. Gli esperti affermano che concentrandosi sulle tremolanti fiamme colorate indurre uno stato meditativo che aiuta a rilasciare le vostre preoccupazioni rompendo così il vostro stress . Scommetto che anche una sola fiamma di una candela farà il lavoro troppo.

b) Wabisabi: Ecco un trucco che potrebbe contrastare la giornata stressati . Pratica giapponese gli effetti dello stress -busting di una filosofia chiamata wabisabi . E 'una pratica di apprezzare la natura. La ricerca ha dimostrato che solo guardando scene di natura IMMEDIATAMENTE abbassa il battito cardiaco e la respirazione e calma il sistema nervoso.

c) Cromoterapia: Ecco alcuni recenti dati scientifici sui colori blu e verde che può aiutare in tempi di stress . Secondo Carol Ritberger , Ph.D. , autore di che colore è la tua personalità afferma che i colori blu e verde immediatamente rallentare la frequenza cardiaca e abbassa leggermente la temperatura del corpo.

Lei afferma che i soci cervello-mente i colori blu e verde, con le cose interessanti come correnti fredde e alberi ombrosi . Quindi prendere in considerazione blu e verde come rimedio per combattere lo stress . Hey , in una giornata limpida , prendere il coperchio e guardare il bel cielo blu.

d) Terapia Di Animali Da Compagnia: Molti studi hanno notato che i proprietari di animali hanno meno malattie , recuperare dalla malattia più velocemente e sono probabilità di vivere più a lungo ! Animali in realtà prendono cura dei loro proprietari in più modi che si conoscono.

Può il vostro gatto, cane , uccello , pesce , re serpente ... migliorare la vostra salute ? Sembra certo in questo modo. Proprio le fusa di un gatto o il comfort del vostro cane, che nel grembo o accanto a voi può calmare voi , confortarvi e una buona probabilità la pressione sanguigna - ipertensione può cadere alcuni punti troppo!

Gli animali domestici possono anche contribuire a sostenere un sistema immunitario forte per combattere - off malattia! Come ? Perché gli animali sono grandi combattenti di stress ! Dopo una lunga giornata di lavoro (se non si lavora a casa come faccio io) , lo stress va con il lavoro e lo stress che drena il corpo di energia e che colpisce il sistema immunitario . Ma quando si arriva a casa , si vede che la creatura pelosa sguardo a voi e voi " baby talk " a lui / lei liberando così lo stress! Non come un bagno caldo e un massaggio, ma i vostri animali da compagnia calma te e ti consola continuamente anche quando si sta chiedendo di essere nutriti o lasciare che per un po'!

Sì , i pesci nel loro acquario sono noti per abbassare la pressione sanguigna - ipertensione . Se non si desidera un gatto , cane ... provare alcuni pesci tropicali ! L'intero set - up non è costoso e la sua presenza (acquario , bolle galleggianti e pesci) vi calma continuamente!

Lo sapevate Terapia Di Animali Da Compagnia è così convincente che è ora utilizzato in ospedali, case di cura e case di cura ! Yep , Pet Therapy uccide quelli azzurri solitarie e grande per respingere - off depressione troppo ! Se avete un animale domestico , questo è un bene , se non prendere in considerazione ottenere una o due ... Vedi di Germe di Grano Olio Per prestazioni dopo -Burner.

ZUCCHERO DIETA RESTRITTIVA: non tutti i carboidrati sono uguali . Alcuni carboidrati sono il pancreas rilascia più insulina che ha il vostro corpo immagazzinare più grasso . Questi alta rilascio carboidrati insulina sono i carboidrati ad alto indice glicemico . Questi carboidrati ad alto indice glicemico dovrebbe essere evitato di perdere peso . Poi, naturalmente, ci sono migliori carboidrati a basso indice glicemico che aiuteranno nella perdita di peso . E stare lontano da tutti caramelle, tutto lo zucchero . Se si vuole mangiare qualcosa di dolce , mangiare caramelle della natura - l'uva passa . Vedi Tabella Carboidrati alto e il basso contenuto glicemico basso.

Carboidrati Tabella High & Low Glicemico

Glicemico elevato a basso contenuto glicemico carboidrati I carboidrati (da evitare)	(preferito)
Bagel (pane bianco)	Albicocche
Patate al forno	Fagioli neri
Barbabietole	Butter Beans
Fagioli con l'occhio	Ciliegie
Carote	Ceci
Cheerios	Pompelmo Cereal
Mais	Fagiolini
Chips di mais	Reni
Corn Flakes Cereali	Lenticchie
Farina di Fagioli	Lima
Crema Di Noci	Grano
Farina (bianca)	Peanuts
Pane francese	Fagioli Pinto
French Fries	Segale Grano

Grahan Crackers

Grape Nuts Cereali

Piselli

Riso istantaneo

Pasta

Pane Pita

Soffiato frumento cereali

Torte di riso

Tagliuzzato grano cereali

Spaghetti , Bianco

Patate dolci

Cereal TOTALE

Pane bianco

Riso bianco

Cracker di grano intero

Wild Rice

Patate

Latte scremato

Fagioli di soia

Pomodori

Yogurt

Vedi Indice glicemico alimentare (GFI) .

ALGHE, SUPER VERDE BLU: Aphanizomenon flos - aquae , meglio noto come Super Blu alghe verdi , è un'alga completamente selvatici che vivono in Alto Lago di Klamath si trova nel sud dell'Oregon lontano dall'inquinamento delle città , la loro depurazione e lontano da attività industriali e agricole (pesticidi ed erbicidi).

Lago Upper Klamath è alimentato da 17 torrenti vulcaniche e fiumi che modellano questo alto lago nel deserto in una trappola nutriente reale! Lago Klamath è protetta da alte montagne Cascade e alimentato da sorgenti calde geotermiche e 4000 chilometri quadrati di neve che si scioglie.

Tutti i minerali tuo corpo ha bisogno sono contenuti qui nel bacino - in forma chelata - per diventare cibo per il micro alghe . Alghe, Super Verde Blu ha un equilibrio di vitamine , fatta eccezione per la vitamina D (luce solare) e di Vitamina E (alto contenuto di clorofilla della alghe aiutano a produrre la vitamina E naturalmente nel corpo) . E 'ricco di vitamine del gruppo B , tra cui B -12 e ha la più alta fonte conosciuta di clorofilla , che è del 300% superiore a quello di erba medica!

Alghe, Super Verde Blu a lago Klamath cresce durante i mesi estivi . Il Alghe, Super Verde Blu è raccolto fresco del lago su una base quotidiana e flash congelato per preservare le sue sostanze nutrienti vitali . I nutrienti terreni ricchi di Cascade Range supportano l'ambiente fotosintetica enorme che non sia duplicato in nessun'altra parte del mondo . Le alghe potrebbe essere l'ultima completa fonte di cibo di base rimane sul pianeta!

* Aminoacidi - essenziali (corpo non è in grado di produrli) e aminoacidi non essenziali , i mattoni delle proteine che compongono la maggior parte del tuo corpo : cervello , capelli , muscoli, pelle ... Gli aminoacidi sono necessari per il corretto funzionamento di tutti i processi del corpo.

* I carboidrati - I carboidrati sono la principale fonte di energia che aiutano a regolare il metabolismo delle proteine e dei grassi. I carboidrati anche aiutare nella digestione e l'assimilazione dei cibi , così come aiutano ripartizione lipidi nel fegato . Alghe, Super Verde Blu ha piccole quantità di carboidrati . Mangiare carboidrati complessi come riso integrale , farina d'avena , cereali integrali ... con Alghe, Super Verde Blu.

* Clorofilla - Clorofilla attiva gli enzimi nel corpo per la produzione di vitamine A, E e K. La clorofilla aiuta la rapida assimilazione dei nutrienti nel flusso sanguigno e aiuta il sistema digestivo.

\ Acidi Grassi * Lipid - Necessario per il trasporto e la ripartizione del colesterolo . Portatori di vitamina A, E e K.

* Minerali - Minerali per aiutare a costruire il vostro corpo e regolano i suoi sistemi.

* Vitamine - Vitamine contribuire a trasformare il cibo in energia per il mantenimento del corpo . Vedere McBarroon Dieta e Going Green.

SUPER DOLCE STEVIA: I giapponesi hanno sviluppato un metodo per affinare i glicosidi dolci fuori della foglia di stevia creazione di un nuovo prodotto chiamato stevioside che è 300 volte più dolce dello zucchero!

Al momento in cui scriviamo la FDA permette stevia di essere utilizzato come integratore nutrizionale \ dietetico e non come additivo alimentare (aziende di produzione alimentare non possono usarlo) . Stevia è nota per essere superiore a aspartame (nomi di marca NutraSweet & Equal), che è stato collegato a problemi di salute . Stevia può essere una valida alternativa rispetto all'utilizzo di prodotti di aspartame . Stevia può essere acquistato presso negozi di alimenti naturali o da Body Ecology (1-800 - 4STEVIA) e diretto dei consumatori (1-800-947-6417) . Vedere I Cinque Bianchi Deadly.

Nuoto: Il nuoto è un ottimo esercizio per bruciare il grasso , se si sta solo giocando in acqua, cane remare , fare giri , o fare esercizi di gruppo organizzati con o senza attrezzatura piscina . Ed esercizi in acqua sono facili sulle articolazioni. Quindi, considerare l'aggiunta di esercizi in acqua per perdere quel peso , ottenere in gran forma e un bell'aspetto. Ecco alcuni divertenti esercizi in acqua a rev -up il vostro metabolismo e aiutare a perdere peso : Frisbee , Pallavolo , Camminare , Camminare nell'acqua , e aerobica in acqua. Vedere Nuoto Bruciatori di grassi.

NUOTO BRUCIATORI GRASSO: Ecco un allenamento impegnativo che ho fatto molte volte durante il servizio militare e si brucia cumuli di calorie e grassi per tenervi sottile . Questi esercizi comprendono nuoto giri , scricchiolii stomaco e semplici flessioni Ol ' . Sei pronto ? OK qui andiamo:

1 ° Set = Swim 50 metri il più velocemente possibile.
    Uscire e fare 25 scricchiolii dello stomaco
    seguito da 25 flessioni
    seguito da 24 colpi di gambe 04 -count

senza riposo

2 ° Set = Swim 50 metri il più velocemente possibile.
    Uscire e fare 25 scricchiolii dello stomaco
    seguito da 25 flessioni
    seguito da 24 colpi di gambe 04 -count

3 ° Set = Swim 50 metri il più velocemente possibile.
    Uscire e fare 25 scricchiolii dello stomaco
    seguito da 25 flessioni
    seguito da 24 colpi di gambe 04 -count

senza riposo

4 ° Set = Swim 50 metri il più velocemente possibile .
    Uscire e fare 25 scricchiolii dello stomaco
    seguito da 25 flessioni
    seguito da 24 colpi di gambe 04 -count

riposare qualche minuto

5 ° set = Swim 50 metri il più velocemente possibile .
    Uscire e fare 25 scricchiolii dello stomaco
    seguito da 25 flessioni
    seguito da 24 colpi di gambe 04 -count

senza riposo

6 Set = Swim 50 metri il più velocemente possibile .
    Uscire e fare 25 scricchiolii dello stomaco
    seguito da 25 flessioni
    seguito da 24 colpi di gambe 04 -count

7 ° Set = Swim 50 metri il più velocemente possibile .
    Uscire e fare 25 scricchiolii dello stomaco
    seguito da 25 flessioni
    seguito da 24 colpi di gambe 04 -count

senza riposo

8 ° Set = Swim 50 - metri il più velocemente possibile .
    Uscire e fare 25 scricchiolii dello stomaco
    seguito da 25 flessioni
    seguito da 24 colpi di gambe 04 -count

BIG CONGRATS - è fatta! ! !

TANTRIC TONIFICANTE: Hai sentito parlare di guarigione yoga , Tai Chi , Qi Gong e di aerobica non avete? Come ti piacerebbe fare yoga , Tai Chi e QiGong aerobica , allo stesso tempo e ottenere tutti i benefici di guarigione e di perdita di peso ? Si chiama tantrico Tonificante e combina tutte le sopra . Si può imparare tantrico Tonificante da un video molto conveniente e facile da imparare . Vedi Living Arts nella sezione POC.

PENSA TE SOTTILE: Mente-Sopra-Materia! Proprio così ! Si può pensare Yourself Thin ! Un libro di Debbie Johnson , Pensa te sottile , utilizza tecniche di visualizzazione ! Perdere peso senza dieta o esercizio fisico ! Lei è così sicuro che il suo libro si adopererà per togliere quel peso indesiderato , sta offrendo una garanzia di rimborso ! Non visualizzazione funziona davvero? Lo è di sicuro ! Non mi credete , vedere Terapia Vision.

Tre pasti in una bottiglia : in precedenza , ti ho detto di burro di arachidi nutriente ed ecco un altro alimento - intruglio che dovresti conoscere. Questa ricetta sostituto cibo viene dalla mia carissima amica Kimberly . Proviene originariamente da una dieta detox che funziona davvero e il principale sostituto cibo mentre si sta disintossicazione è "energia" in una bottiglia - puro sciroppo d'acero organico . Ecco cosa dovete fare:

Fase 01: Consultare il medico prima di bere il seguente intruglio.

Fase 02: Inserire 10- once di acqua pura in un contenitore di plastica pulito.

Fase 03: Add - 02 cucchiai di sciroppo d'acero puro organico alle 10 once di acqua pura . Approssimativamente un rapporto 10-02.

Fase 04: Fissare la plastica contiene con la sua cima . Mettete in frigorifero fino al consumato (entro pochi giorni).

Fase 05: È possibile pre - fare porzioni più grandi o semplicemente rendere i vostri piccoli Tre Piazze in una bottiglia , come si va.

Sciroppo D'Acero Nutrizionale Stats!
Aminoacidi
La biotina
Calcio

Acido Folico

Fruttosio

Glucosio

Ferro

Magnesio

Manganese

Composti fenolici

Fosforo

Potassio

Riboflavina

Sodio

Saccarosio

Tiamina

Vitamina B1

Vitamina B2

Vitamina B5

Vitamina B6

La vitamina B9

Ora sapete perché ricco di sostanze nutritive puro sciroppo d'acero organico può aiutare a perdere peso indesiderato e che , allo stesso tempo disintossicare il corpo . Vedere Burro di arachidi, terapia di disintossicazione , il digiuno e ricotta.

TRE PASTI IN UNA BOTTIGLIA DETOX: in precedenza , ti ho detto circa tre pasti in una bottiglia, ora ecco una ' torsione ad esso ' (continua a leggere) - tre pasti In A Bottle Detox . Questa ricetta sostituto cibo viene dalla mia carissima amica Kimberly . Questa è la dieta detox originale che funziona davvero e il principale sostituto cibo mentre si sta disintossicazione è "energia" in una bottiglia - puro sciroppo d'acero organico . Troverete questo DETOX un grande aiuto per soddisfare i vostri obiettivi di perdita di peso.

Quando si utilizza questo intruglio DETOX , si è di astenersi da ogni cibo - EAT NO FOOD per 07 giorni . Per tutto il tempo , bere il seguente miscuglio di almeno tre (03) volte al giorno . Ecco cosa dovete fare:

Passo 01: Consultare il medico prima di fare qualsiasi DETOX e bere qualsiasi dei seguenti intruglio.

Passo 02: Inserire 10- once di acqua pura in un contenitore di plastica pulito.

Passo 03: Add - 02 cucchiai di sciroppo d'acero puro organico alle 10 once di acqua pura . Approssimativamente un rapporto 10-02.

Passo 04: Prendete un limone e tagliatelo in quarti . Spremere tutto il succo di limone per ogni trimestre nel vostro contenitore . Se si desidera posizionare tutti i quarti nel vostro contenitore.

Passo 05: Aggiungere un pizzico di pepe di Caienna (100.000 SHU) o un cucchiaino di pepe di Caienna liquido (100.000 SHU) nel contenitore . Mescolare accuratamente.

Passo 06: fissare la plastica contiene con la sua cima . Mettete in frigorifero fino al consumato (entro pochi giorni).

Passo 07: è possibile pre - fare porzioni più grandi (galloni o più) o semplicemente rendere i vostri piccoli Tre Piazze in una bottiglia , come si va.

Sciroppo D'Acero Nutrizionale Stats!
Aminoacidi
La biotina
Calcio
Acido Folico
Fruttosio
Glucosio
Ferro
Magnesio
Manganese
Composti fenolici
Fosforo

Potassio
Riboflavina
Sodio
Saccarosio
Tiamina
Vitamina B1
Vitamina B2
Vitamina B5
Vitamina B6
La vitamina B9

Ora sapete perché ricco di sostanze nutritive puro sciroppo d'acero organico può aiutare a perdere peso indesiderato e che , allo stesso tempo disintossicare il corpo . Vedere Burro di arachidi, terapia di disintossicazione , il digiuno e ricotta.

TONIC DELLA VITA: Secondo il Dott. Jack Soltanoff , il tonico di vita (aglio , miele e aceto) , tre volte al giorno aiuta rapidamente i pazienti con artrite joint - irrigiditi allentare - up e muoversi facilmente e in modo indolore . "L'aglio , aceto e miele sono lottatori incredibili di malattia e il processo di invecchiamento ", dice esperto di salute e ricettario autore MJ Smith.

Il trio formidabile di aglio, aceto e miele può curare tutto da acne , artrite , cellulite , colesterolo , emorroidi , ipertensione , insonnia , al dumping fastidiosi chili di troppo ! Il tonico di vita preso tre volte al giorno può essere fatto combinando tre spicchi d'aglio , due cucchiai di aceto di sidro di mele , e un cucchiaio di miele in un frullatore . Aggiungere una generosa quantità di succo d'arancia o succo di pompelmo senza zucchero , mescolare e si ha la " Tonic della Vita."

TROBRIAND DIETA DI MAGRO: Poiché la maggior parte degli americani sono sovrappeso , ho pensato di aggiungere questa dieta . Nel Pacifico meridionale laici delle Isole Trobriand e l'obesità è di circa inesistente. Perché ? Mangiano niente cibi fritti . È un dato di fatto la loro dieta è composta principalmente di pesce , noci di cocco e verdure al vapore . E 'così semplice. (National Geographic - Luglio 1992)

TURCHIA: Un alimento ricco di proteine che eleva i livelli del cervello di dopamina e noradrenalina , due neurotrasmettitori che ci aiutano a reagire rapidamente , sentiamo motivati e mentalmente energico . A soli 4 once di tacchino crudo fornisce solo 145 calorie e solo 5 grammi di grassi . Confronta questo ad una porzione uguale di carne macinata che fornirà un enorme 313 calorie e 23 grammi di grasso . Sostituire la carne macinata di manzo , tacchino , come hamburger , polpettone di carne , salsa di spaghetti ... Mangiare tacchino contribuirà a ridurre il colesterolo nel siero.

RAPE: Una tazza di rape cotte fornisce solo 28 calorie , 78 milligrammi di sodio , che è superiore alla maggior parte verdura , e povera di grassi . Rape sono legati alla famiglia del cavolo (lontano cugino), che viene fornito con il sigillo di approvazione da innumerevoli esperti in materia di prevenzione del cancro . Rape forniscono una buona fonte di vitamine A e C , è ricco di calcio e fornisce una modesta fonte di ferro e proteine . Essendo un parente alla famiglia dei cavoli , rape sono ricchi di nutrienti noti per inibire la formazione di tumori!

SPOT TV: Stai guardando un'altra maratona dei vostri programmi TV preferiti e tu dici che non hai tempo per esercitare uh ! Ogni volta che una serie di spot pubblicitari dai, si dispone di un buon 03-05 minuti per fare alcuni esercizi semplici come jumping jacks , scricchiolii stomaco, colpi di gambe , push-up , US Army Rifle Esercizi trapano , salire sul tapis roulant , cyclette , macchina di fondo, ... fare qualcosa . Te lo dico io , quei pochi minuti tornano. Con il tempo la maratona di spettacoli sono finiti , hai un buon allenamento . Sì , è possibile fare alcune brevi esercizi mentre si sta guardando i tuoi programmi preferiti perche ci vuole la vostra mente fuori il tuo allenamento "noioso".

ESERCITO DEGLI STATI UNITI FUCILE ESERCIZI PER TRAPANI (07): Se si desidera tonificare -up e ottenere in forma , qui ci sono 07 Rifle Esercizi trapano che vi sorprenderà al loro efficacia . La prima volta che li provi , vi garantisco che sarete dolente la mattina seguente . Questi esercizi Fucile sono stati utilizzati durante la fase 01 di Forze Speciali dell'Esercito degli Stati Uniti Corso di Qualifica (Berretti Verdi) - primi anni 1980 , hanno dato per le Forze Speciali candidato un grande rafforzamento muscolare allenamento.

In ogni caso , mentre l'insegnamento SROTC alla Mercer University di Macon, Georgia - primi anni 1990 , ogni tanto un po ' ho dovuto disciplinare un cadetto qua e là. E il modo in cui l'ho fatto è stato con qualche PT in più (preparazione fisica) . Un giorno ho avuto questi 04 MS IIIs (Juniores) che ha bisogno di tale disciplina così ho avuto li assemblano nella grande stanza di soggiorno , dove i cadetti formarono -up per le formazioni . Ho insegnato i 04 cadetti 06 Trapani Rifle e assegnato ogni cadetto uno specifico trapano fucile da imparare e copycat in modo da poter prendere ogni loro turno nel ripetere le esercitazioni Rifle .

Ho insegnato tutti i 06 Trapani Rifle con 15 ripetizioni di ogni Drill Rifle - un buon warm-up . Poi ogni cadetto ha preso il proprio turno sul rispettivo Drill Rifle ed esercitato le altre 03 cadetti.

Invece di 15 ripetizioni , ognuno di loro ha fatto 25 ripetizioni di ogni Drill Rifle . Quindi, ora che è un totale di 40 ripetizioni hanno esercitato su ogni trapano Rifle . La mattina seguente i cadetti svegliarono - up nella propria stanza ed erano estremamente dolente . Così mal fanno male tutto il corpo . Ho appena ridacchiato quando ho sentito delle loro condizioni.

Ora ogni Drill Rifle o ha un 04 -count (movimento) o 08 count (movimento) ad esso . E ogni Drill Rifle è anche fatto a un ritmo lento , ritmo moderato o ritmo veloce . Di seguito sono riportate le istruzioni per ogni Trapano Fucile ed i loro schizzi direttamente dalla formazione manuale FM 21-20 Physical Fitness Training dell'esercito . OK , andiamo a warm-up con il fucile Drill 1 ° - La Fore -up, dietro la schiena.

Nota: No, non è necessario avere un arma per negoziare le Trapani Rifle . È possibile utilizzare altri elementi che sono sottili , lunghi circa 36 - pollici e pesa circa 07 libbre.

NOTA PIÙ IMPORTANTE: Le seguenti Army Trapani Rifle americani non hanno schizzi. Tuttavia, la stampa di 169 + Lose It Or Else Accelerated Weight-Loss Fatti e trucchi (vedi IRISAP nella Sezione POC) ha tutti i bozzetti per ogni movimento di ogni Drill Rifle . È possibile ordinare una copia cartacea presso www.loseitorelseweightloss - irisap.com

Fucile Drill # 01
Fore -Up, Dietro La Schiena!

Questo è un esercizio di quattro conteggio fatto a una cadenza moderata.

La posizione di partenza , tenere il fucile verso il basso e piedi uniti .

Oscillare le braccia in avanti e verso l'alto per la posizione in testa .

Lower fucile alla parte posteriore della spalla .

Sposta in prima posizione .

Recuperare alla posizione di partenza .

Fucile Drill # 02
Fore -Up, Flessione Indietro!

Questo è un esercizio di quattro conteggio fatto a una cadenza moderata.

La posizione di partenza , tenere il fucile verso il basso e piedi uniti .

Oscillare le braccia in avanti e fino alla posizione di testa .

Piegare all'indietro , sottolineando curva parte superiore della schiena . Tenere affrontare e ginocchia diritte .

Sposta in prima posizione .

Recupera posizione di partenza.

Drill Rifle # 03
Alto e in avanti !

Questo è un esercizio di quattro conteggio fatto a una cadenza veloce.

Alla posizione di partenza , tenere il fucile verso il basso e piedi uniti.

Oscillare le braccia in avanti e verso l'alto per la posizione in testa.

Oscillare le braccia in avanti a livello della spalla.

Sposta in prima posizione.

Recupera posizione di partenza.

Drill Rifle # 04
Fore -Up, Squat !

Questo è un esercizio di quattro conteggio fatto a una cadenza moderata.

La posizione di partenza , tenere il fucile verso il basso e piedi circa spalla larghezza delle spalle.

Oscillare le braccia in avanti e verso l'alto per la posizione in testa .

Oscillare le braccia verso il basso a livello della spalla e di assumere una posizione semi - ginocchio -bend .

Sposta in prima posizione .

Recupera posizione di partenza.

Drill Rifle # 05
Fore -up, Side Bend!

Questo è un esercizio di quattro conteggio fatto a una cadenza lenta.

La posizione di partenza , tenere il fucile di fronte a voi a livello degli occhi con entrambe le braccia bloccate in posizione orizzontale.

Piegare la parte superiore del corpo verso sinistra , mantenendo le braccia bloccate orizzontalmente e tenendo l'arma.

Tornare al 1 ° posizione.

Piegare la parte superiore del corpo verso destra , mantenendo le braccia bloccate orizzontalmente e tenendo l'arma.

Tornare al 1 ° posizione.

Drill Rifle # 06
Fore -up, Lunger!

Questo è un esercizio di 08 -count fatto una cadenza moderata.

La posizione di partenza , tenere il fucile verso il basso e piedi uniti.

Passaggio alla mezza - sinistra con il piede sinistro . Allo stesso tempo , aumentare l'arma dritto sopra la testa con le braccia bloccate verticalmente.

Piegare verso il basso tenendo le braccia bloccate e oscillare l'arma verso il basso in modo che sia finalmente posizionata al di fuori della caviglia sinistra.

Raddrizza - up portando l'arma dritto sopra la testa con le braccia bloccate verticalmente.

Tornare alla posizione di partenza.

Passaggio alla mezza - destra con il piede giusto. Allo stesso tempo , aumentare l'arma dritto sopra la testa con le braccia bloccate verticalmente.

Piegare verso il basso tenendo le braccia bloccate e oscillare l'arma verso il basso in modo che sia finalmente posizionata al di fuori della caviglia destra.

Raddrizza - up portando l'arma dritto sopra la testa con le braccia bloccate verticalmente.

Tornare alla posizione di partenza.

Trapano Rifle conteggio di ogni movimento e la ripetizione !

Ora a contare correttamente ogni ripetizione , contare ogni
04 -count movimento come per esempio 1 , 2 , 3 , 1 , 1 , 2 , 3 , 2 , 1 , 2 , 3 , 3 , 1 , 2 , 3 , 4 , 1 , 2 , 3 , 5; ...

E contare ogni esercizio 08 - count come 1 , 2 , 3 , 4 , 5 , 6 , 7 , 1 , 1 , 2 , 3 , 4 , 5 , 6 , 7 , 2 , 1 , 2 , 3 , 4 , 5 , 6 , 7 , 3 , 1 , 2 , 3 , 4 , 5 , 6 , 7 , 4 ; ... E ricordatevi di rispettare la cadenza per ogni esercizio che si tratti di passo lento , moderato o veloce .

Fare almeno 15 ripetizioni per ogni esercizio e si otterrà un grande allenamento . NO arma? Non un grosso problema . Improvvisare , basta assicurarsi che l'attrezzo esercizio si utilizza è di almeno 07 libbre per un allenamento degno .

Drill Rifle # 07
Attesa Orizzontale!

Questo esercizio statico dovrebbe essere fatto dopo aver completato tutti i 06 Trapani Rifle . Si farà male ma costruisce resistenza e forza . Posto i piedi alla larghezza delle spalle e il corpo eretto. Alzate la vostra arma di fronte a voi a livello degli occhi con le braccia e l'arma in posizione orizzontale " rigida " . Assicuro gomiti sono bloccati . Ora tenere l'arma in questa posizione per ben 03 minuti . Ogni giorno si allenamento , aggiungere un po 'di tempo ogni volta che si esegue questa operazione scorso esercizio . Sì , vi sentirete l'ustione , ma che stai bruciando calorie ! ! Si deve vedere militari esercizi di peso - perdita.

NOTA IMPORTANTE: Verificare con il proprio medico prima di negoziare il 07 Esercito Degli Stati Uniti Fucile Esercizi Per Trapani.

VITELLO: Vitello è la forma più magra di manzo . E 'un po' più costoso , ma offre il gusto senza il grasso e viene caricato con proteine, niacina e ferro. Quattro once di carne di vitello cotta ha solo 244 calorie .

VISION TERAPIA: La terapia di visione e immaginazione guidata sono guarigione poteri della mente e funzionano con la capacità creativa della vostra immaginazione . Utilizzando terapia di visione o immaginazione guidata, si può essere in grado di guarire se stessi con la costruzione di forti immagini nella vostra mente di ciò che si desidera che accada a voi e di credere che le immagini mentali creativi sono reali. Il segreto per costruire immagini positive nella vostra mente è quello di visualizzare i dettagli precisi . Immaginate come i vostri dettagli creativi sentire, aspetto, il suono , olfatto e gusto ! Ingannare il vostro corpo a credere che sia reale !

Negli ultimi dieci anni , Vision Therapy e immaginazione guidata sono state fondamentali nel trattamento di numerose malattie tra cui il cancro , disturbi cardiaci e malattie del sistema immunitario ! I seguenti sono alcuni esempi provati :

* Un giovane ragazzo con emofilia confinato nella sua sedia a rotelle ha usato la sua immaginazione al dolore più bassa e " fermare le mie sanguina . " Immaginò volare un aereo da caccia subacquea attraverso i vasi sanguigni nel suo corpo e far cadere Factor 8 che è una sostanza di coagulazione molto bisogno .

* A 9 anni, ragazzo con diagnosi di tumore al cervello inoperabile e incurabile utilizzato uno scenario di Star Wars a sconfiggere il suo tumore al cervello mortale. Il giovane ragazzo si immaginava come Luke Skywalker e il suo tumore al cervello mortale come l'invasore male. Battaglia spazio creativo Il giovane ragazzo era così efficace che 5 mesi dopo il tumore al cervello mortale era sparito !

* Una donna con diagnosi di cancro al seno ha usato la sua immaginazione per sconfiggere questa malattia potenzialmente pericolosa per la vita . Immaginò piccoli uccelli delicati cercano il suo seno di briciole , briciole d'oro che rappresentavano il suo cancro . Ogni giorno gli uccelli avrebbero mangiato le briciole d'oro fino a quando hanno avuto il loro riempimento.

START HERE

Avrebbe poi immaginare un essere puro di intensa luce bianca spirituale inserendo il suo corpo . Qualche tempo dopo, la donna è andata in per un controllo. La mammografia ha rivelato che il tumore al seno scomparso!

* Un uomo con diagnosi di cancro alla gola immaginato la sua malattia - combattimento globuli bianchi , come i minatori con assi pix , tagliare via al tumore e tirare via per la discarica . Il suo tumore ridotto a metà della sua dimensione ed i medici sono stati in grado di operare . L' uomo ha lasciato l'ospedale due giorni dopo come si immaginava avrebbe fatto !

* Un uomo sconfitto il suo cancro immaginando il cancro nel suo corpo come minuscole creature e dei suoi globuli bianchi come eroici cavalieri bianchi a cavallo . Equitazione in suo aiuto , i suoi cavalieri bianchi scagliate e calpestarono le creature cancro piccoli fino a quando non sono stati sconfitti !

Terapia visione e immaginazione guidata può essere altrettanto efficace nella guarigione di altri disturbi e lesioni invalidanti .

Hai appena letto alcune guarigioni affascinanti utilizzando Terapia Vision . Ora, pensare a cosa si può fare con esso per i vostri obiettivi di perdita di peso . Vedere Pensate Yourself Thin ed Scrivi Yourself Contratto .

VITAMINA B1(TIAMINA): Vitamina B1 migliora la circolazione e aiuta la produzione di acido cloridrico , la formazione del sangue e la formazione di carboidrati . La vitamina B1 colpisce di energia, disturbi della crescita e la capacità di apprendimento. La vitamina B1 è necessaria per il tono muscolare degli intestini , stomaco e cuore . Tiamina è notato come booster cervello perché aiuta a produrre i messaggi tuo cervello invia alle cellule nervose . La tiamina è fondamentale per la memoria e l'apprendimento .

Fonti di vitamina B1 sono gli asparagi , broccoli , cavolini di Bruxelles , fagioli secchi , riso , tuorli d'uovo , pesce, carni di organi (reni , fegato, cuore) , molti noci , farina d'avena , arachidi , piselli , prugne, maiale, pollame , prugne secche , uvetta , crusca di riso , sardine , semi di soia , tacchino , germe di grano e cereali integrali .

La vitamina B1 è noto per respingere gli insetti ! Molte testimonianze di persone all'aperto hanno notato che le zanzare vogliono semplicemente nulla a che fare con voi . Secondo uno studio , la vitamina B1 non ha impedito che le punture di zanzara (studio controllato) , ma può aiutare nella prevenzione del dolore e prurito causata da morsi . Il consumo di zolfo come l'aglio , è anche noto per aver respinge effetto su molti insetti tra cui le zanzare .

Seguire il dosaggio e le istruzioni riportate sull'etichetta e secondo le istruzioni del medico consigliato.

VITAMINA B2 (Riboflavina): Vitamina B2 è essenziale per la formazione dei globuli rossi, la produzione di anticorpi , e la respirazione cellulare e la crescita . Vitamina B2 allevia l'affaticamento degli occhi e importante nel prevenire e trattare la cataratta . Questo aiuta la vitamina nel metabolismo dei carboidrati, grassi e proteine . Utilizzare Vitamina B2 con la vitamina A per mantenere e migliorare le mucose del tubo digerente.

Vitamina B2 facilita l'uso di ossigeno da parte dei tessuti del corpo, come la pelle , unghie e capelli , nonché contribuendo ad eliminare la forfora . Questa vitamina aiuta l'assorbimento di ferro e vitamina B6 .

Vitamina B2 è importante durante la gravidanza a causa della mancanza di questa vitamina può danneggiare il feto anche se la madre può essere inconsapevole di una carenza. Vitamina B2 è necessaria per il metabolismo del triptofano che viene convertito in niacina nell'organismo .

Sindrome del Tunnel Carpale può beneficiare di un programma di trattamento che include la vitamina B2 e vitamina B6 (piridossina) . Crepe e piaghe agli angoli della bocca possono indicare una carenza di vitamina B2 (riboflavina) .

Fonti di vitamina B2 sono gli asparagi, avocado , fagioli , broccoli , cavolini di Bruxelles , formaggio , uva sultanina, uova, pesce, carne, latte , frutta a guscio , pollame , spinaci e yogurt .

ATTENZIONE: Aumentare l'assunzione di vitamina B2 può essere necessaria quando l'assunzione di contraccettivi orali e intenso esercizio fisico . Vitamina B2 (Riboflavina) è facilmente distrutto dall'alcol, gli antibiotici , la cucina e la luce .

Seguire il dosaggio e le istruzioni riportate sull'etichetta e secondo le istruzioni del medico consigliato.

VITAMINA B3 (Niacina, Niacinamide, Acido Nicotinico): La vitamina B3 è necessaria per la circolazione e la salute della pelle . Questo aiuta Vitamina nel funzionamento del sistema nervoso , metabolismo dei carboidrati, grassi e proteine , nonché la produzione di acido cloridrico per il sistema digestivo . La niacina abbassa il colesterolo e migliora la circolazione . E 'anche un efficace trattamento della schizofrenia e di altre malattie mentali . Si segnala inoltre come booster cervello ed è fondamentale per la memoria e l'apprendimento . Fonti di vitamina B3 sono carni, broccoli , carote , formaggio , farina di mais , uova , pesce, latte , carne di maiale , patate , tacchino , pomodori tonno e grano intero .

ATTENZIONE: Un filo (di solito innocuo) può verificarsi dopo l'assunzione di niacina . Una eruzione cutanea rossa e sensazione di formicolio può essere sperimentato . Si deve usare cautela quando si consumano quantità elevate di niacina per le donne incinte e le persone affette da diabete , glaucoma , gotta , malattie del fegato e le ulcere peptiche .
Seguire il dosaggio e le istruzioni riportate sull'etichetta e secondo le istruzioni del medico consigliato.

VITAMINA B5 (Acido Pantotenico): La vitamina B5 è conosciuta come la vitamina anti-stress . Questa vitamina è fondamentale per la produzione degli ormoni surrenali , la formazione di anticorpi , aiuta nella utilizzazione vitamina e aiuta a convertire carboidrati, grassi e proteine in energia .

Questa vitamina è necessaria per produrre steroidi vitali nonché cortisone nella ghiandola surrenale . E ' concentrato negli organi , essenziale per tutte le cellule del corpo e di un elemento essenziale del coenzima A.

È necessaria anche vitamina B5 per funzionamento del tratto gastrointestinale . Questa vitamina è anche utile nel trattamento della depressione e dell'ansia . Fonti di vitamina B5 sono fagioli , carne , uova, pesce d'acqua salata , il latte materno , carne di maiale , verdure fresche e grano intero .

ATTENZIONE: Ad oggi, nessun collaterale colpisce sono stati notati .
Seguire il dosaggio e le istruzioni riportate sull'etichetta e secondo le istruzioni del medico consigliato.

CAMMINARE ESERCIZIO: Camminare è uno dei migliori e GRATUITO esercizi. Camminando non libra le articolazioni come la corsa . Sia che lenta passeggiata o fare velocità di piedi - camminare brucia calorie . Camminare è molto popolare . Vedrete persone che camminano per i corridoi del centro commerciale nelle prime ore del mattino. Molti parchi locali sono sentieri per passeggiate con persone che utilizzano questi percorsi a tutte le ore diurne. Potrai anche vedere un sacco di gente a piedi durante le loro pause pranzo . Attività che bruciare calorie, vedrete che Camminando per un'ora gli orologi -in a 360 calorie . Vedere Rucksacking .

ACQUA: Bere acqua pulita tra i pasti . Acqua riempie lo stomaco e aiuta a diminuire l' appetito . Si tratta di un soppressore naturale !

PALLANUOTO: Mi considero un buon nuotatore (lunga distanza) . Ma le poche volte che ho partecipato a pallanuoto , è preso a calci il mio culo e sapevo ho bruciato un mucchio di calorie in un breve periodo di tempo . Diamine , io preferisco correre 06- miglia di acqua gioco polo . Se sei un buon nuotatore , ottenere un mucchio di altre persone insieme e di prendere in considerazione di pallanuoto per un grande allenamento .

DIMAGRIMENTO GRUPPO DI SUPPORTO: Tu ei tuoi amici potreste voler considerare di iniziare il vostro proprio gruppo di supporto perdita di peso. Avere un incontro e di eleggere un comitato (il Presidente , il Tesoriere , ...) . Dare il vostro gruppo un nome. Scrivere una dichiarazione di intenti che i dettagli gli obiettivi del gruppo . Programma normale ottenere incontri in modo da poter esercitare insieme , mangiare insieme , scambiarsi ricette , ... Istituire un roster avviso in modo un utente che ha bisogno di sostegno può telefonare un altro utente. Un amico con cui parlare e club di perdita di peso è un grande aiuto nella perdita di peso . E le grandi opere per alcolisti anonimi e sarà grande lavoro per il vostro club di perdita di peso in modo da formare un club di oggi .

PESO DI FORMAZIONE: L'addestramento del peso brucia grassi ! Avete mai visto un costruttore di grasso corporeo ? OK allora , cominciamo con questo segmento . Allenamento con i pesi fa davvero bruciare i grassi . Perché ? Pensare in questo modo. Tutti quei muscoli che si sta costruendo attraverso la formazione di peso sono come i motori di piccole e quei motori hanno bisogno di carburante per far funzionare - combustibile come il grasso ! Le più sviluppati i muscoli sono - quelle kazillions di motori, il carburante più di cui hanno bisogno - grassi . Hai visto Attività che bruciare il grasso . Quale di queste attività bruciato più grasso? Vai avanti guardare in su . Sì , la formazione di peso con clock -in a 850 calorie durante un allenamento 01 ore . Per un allenamento peso-cuscinetto , vedere US Army Rifle Esercizi Drill .

COS'E IL PESO SANO: Tornando alle origini , la maggior parte degli esperti , dietologi e medici vi diranno che per perdere peso , si dovrà consumare meno calorie , ridurre il contenuto di grassi saturi e di fare dell'esercizio una parte della vostra routine quotidiana . Anche l'esercizio più semplice come camminare 30 minuti al giorno è un aiuto per perdere chili indesiderati .

Perdere 2-3 sterline a settimana è sicuro secondo la maggior parte degli esperti. Si deve esercitare regolarmente e mangiare i RIGHT STUFF !

Prima di vedere la scala di peso sano sotto, lasciate che vi parli di uno studio fondamentale . Secondo il New England Journal of Medicine , uno studio di 16 anni di donne 115.000 ha rivelato che le donne di peso del 15% inferiore al normale vissuto più a lungo , purché non fumava ! Significato a 5 ' 5 " le donne dovrebbero pesare circa 120 chili. Così può essere il peso di destinazione non è sufficiente uh ! Date un'occhiata a l'altezza e il peso grafico nella pagina successiva . Vedere il vostro medico designato per un peso sano per VOI!

COS'E ' il peso sano?

Altezza Peso limiti superiori Peso del target
4 ' 10 " 119 £ 109 £
4 ' 11 " 124 £ 114 £
5 metri di £ 128 £ 118
5 '01 " 132 £ 121 £
5 '02 " 136 £ 125 £
5 '03 " 141 £ 130 £
5 '04 " 145 £ 133 £
5 '05 " 150 £ 138 £
5 '06 " 155 £ 143 £
5 ' 07 " 159 £ 146 £
5 '08 " 164 £ 151 £
5 '09 " 169 £ 154 £
5 ' 10 " 174 £ 160 £
5 ' 11 " 179 £ 165 £
6 metri di £ 184 £ 169
6 '01 " 189 £ 174 £
6 ' 02 " 194 £ 178 £
6 ' 03 " 200 £ 184 £
6 ' 04 " 205 £ 189 £

Fonte: Health Foundation americana.

Se sei in sovrappeso o avere qualsiasi tipo di disturbo alimentare , dovete vedere la sezione POC per molte organizzazioni e aziende private che possono aiutare a riguardo il tuo problema di peso o di disturbo . Qui di seguito sono alcuni veri riferimenti rapidi è possibile chiamare secondo il vostro particolare interesse :

Consumer * American Dietetic Association

  Nutrizione Hotline --------------------- 1-800- 366-1655

  (individuare un dietologo vicino a te)

* American Heart Association ------------ 1-800 - AHA - USA1

  (chiedere informazioni su consumo ragionevole)

* Jenny Craig -------------------------- 1-800- 775- JENNY

  (individuare il centro più vicino)

* Take Off assennatamente le libbre (TOPS) ------- 1-800-932-8677

  (individuare un incontro vicino a te)

* Weight Watchers ----------------------- 1-800- 651-6000

  (individuare un incontro vicino a te)

  Non si può perdere quel peso ? Vedere la mia $ 10,000 DIMAGRIMENTO BET !

Monitorare l'obesità utilizzando l' indice di massa corporea (BMI) formula.

ATTENZIONE: Assicurarsi di consultare il medico prima di qualsiasi cambiamento di dieta o di attuare un programma di allenamento .

GERME DI GRANO DI DIMAGRIMENTO: Germe di grano è parte della pianta di grano che è responsabile per la germinazione e fare nuove piante di frumento . Il germe di grano è vivo con la vita ed è truccata di proteine , vitamine e sali minerali . In ogni caso , un po 'di tempo fa , ho intervistato un amico che mi ha detto la madre ha perso peso con germe di grano. Tutto quello che ha fatto è stato aggiungere germe di grano per tutto quello che ha mangiato . Dalla colazione alla cena i pasti e anche snack , germe di grano è sempre stato parte del pasto . Era così semplice . Io uso Kretschmer di Germe di Grano . E ' un ottimo additivo alimentare sano .

Nota: Provare una combinazione pesante di Germe di Grano (03 cucchiai da tavola) , Germogli (02 manciate) e la vostra insalata preferita vestirsi per un pasto sano eccellente . Vedere Grano Olio di Germe Per prestazioni dopo -Burner proprio sotto e germogli.

OLIO DI GERME DI GRANO PER PRESTAZIONI POSTCOMBUSTORE: Ecco un supplemento di salute degno della vostra attenzione e può dare che le prestazioni post- bruciatore . Questo supplemento di salute è chiamato olio di germe di grano. Anche in questo caso , germe di grano è parte della pianta di grano che è responsabile per la germinazione e fare nuove piante di frumento . Il germe di grano è vivo con la vita ed è truccata di proteine , vitamine e sali minerali . Solo una mezza tazza di germe di grano contiene 24 grammi di proteine . Esso comprende minerali come calcio , rame , manganese , magnesio e potassio. Esso comprende anche le vitamine B e vitamina E.

Ora l'olio di germe di grano è premuto fuori del germe di grano . L'olio di germe di grano è ricco di vitamine liposolubili . Secondo il dottor TK Cureton , capo della University of Illinois Laboratorio Fisico fitness, olio di germe di grano può aiutare a mantenere la resistenza in prestazioni atletiche .

Un solo cucchiaino al giorno di olio di germe di grano insieme con l'esercizio fisico ha dimostrato di aumentare la resistenza fisica degli uomini da tanto quanto un enorme 51 % ! Questo incredibile trovare era basato sulla ricerca di 4 anni del dottor Cureton che comprende test su 200 uomini tra uomini universitari , uomini di mezza età , nuotatori , lottatori, ...

Secondo il dottor Cureton , "olio di germe di grano è un prezioso integratore alimentare per gli uomini che fanno esercizio difficile , e ha possibilità di applicazione per gli sport competitivi . Abbiamo provato a sufficienza per credere che questo sia vero . Esso prevede una cosa che permette agli uomini di sopportare sforzo duro e continuare a fare lavori pesanti senza deteriorarsi. colpisce in particolare la resistenza fisica e la risposta del cuore . "

Nota: Tutti gli aiuti vitamine B per mantenere la salute degli occhi , i capelli , il fegato, la bocca , il tono muscolare nel tratto gastrointestinale , nervi e la pelle. Vitamine del complesso B sono coenzimi coinvolti nella produzione di energia. Vitamine del complesso B possono essere utili per combattere la depressione o l'ansia . Le vitamine B dovrebbero essere prese insieme .

MIRTILLI SELVATICI: Mirtilli sono non solo molto gustosa siano uno dei frutti migliori che proteggono voi quando si tratta di antiossidanti . "Quando la ricerca della Cornell University (Ithaca , NY) ha testato 25 frutti comunemente consumati , hanno scoperto che le bacche selvatiche confezionati gli antiossidanti più assorbibile . Questi antiossidanti sono vitali per asciugare danneggiano cellule e la malattia inducendo i radicali liberi . Inoltre , alcuni dati scientifici indicano che gli antiossidanti aiutano a ridurre i danni muscolari ... " - Muscle Mag (dicembre 2009) . Vedere Healing Cellular .

SCRIVERE A TE STESSO CONTRATTO: Scrivi te un contratto - una promessa di perdere peso . Oppure si può scrivere il contratto per il vostro coniuge, figlio , amico , creatura animale domestico, ... Tale contratto obbliga a perdere peso e vi darà quel " calcio nel culo " a " perderlo o altro ", e questa è la relazione speciale intelligenza che vi aiuterà a mantenere il contratto per la persona amata (s) . È possibile scrivere il contratto quindi è rotto - up in fasi come :

Fase 01: A partire da domani , sarò completamente smettere di mangiare dolci , snack salati , ... Sarò completamente smettere di mangiare cibi ad alto contenuto di grassi , alimenti colesterolo alto, ...

Fase 02: A partire da domani , comincerò a mangiare frutta, verdura e inizio spremitura.

Fase 03: In pochi giorni , inizierò a camminare un po '.

Fase 04: In 02 settimane lavorerò fino a camminare 02- miglia al giorno e ad un ritmo più veloce

Fase 05: In 02 settimane che perderò un totale di 04 -libbre .

Fase 06: In 03 settimane che perderò un totale di 06 -libbre .
Hai l'idea ---

E, cosa più importante circa il contratto , scrivere le conseguenze malsane di non completare parte del contratto come il tuo , il colesterolo alto (LDL) , malattie cardiache, diabete , ipertensione , ictus , ... - Morte precoce !

OK , questa sera prima di andare a letto , progetto -up di un contratto per i principianti . E dopo che " Visualizzate voi stessi sottile" e vibrante sano . E mentre che ci sei "visualizzare " una battaglia in corso nel vostro corpo di bravi ragazzi che viaggiano per tutto il vostro cuore e il sistema circolatorio distruggendo assassino arteria - bloccante placca. E un altro gruppo di bravi ragazzi che viaggiano in tutto il corpo INTERO e soprattutto gli organi (polmoni , fegato, pancreas , ...) uccidere le cellule tumorali , batteri cattivi , cattivi funghi , vermi gancio, ... Vedere terapia di visione e scrittura magica .

MAGIA DI SCRITTURA: Questa è una applicazione Mente-Sopra-MateriaMente che viene raramente utilizzato causa è sconosciuta e non è dimostrato di funzionare per lo stesso motivo . Scrittura a mano (non scrivere) i vostri obiettivi specifici su carta dà allo scrittore il magico potere unico per raggiungere i loro obiettivi. Scrivere i tuoi obiettivi specifici su carta accede al subconscio dello scrittore che ha lo scrittore attuare azioni minuti e importante (diretti e indiretti) per raggiungere gli obiettivi progressivi . Quindi andare in un posto tranquillo , un po ' di carta e una matita e iniziare a scrivere i vostri obiettivi di perdita di peso o piano d'azione per raggiungere i vostri obiettivi di perdita di peso . C'mon andare avanti . Do it " scrivere " ora. Vedere Scrivi Yourself Contratto .

YOGA: Yoga per migliorare la vostra salute , perdere peso ... ! Prima di andare oltre questo argomento lasciate che vi racconti una storia. Credo davvero che lo yoga può aiutare a perdere peso . Perché ? Diversi anni fa , ho comprato un nastro VHS yoga per i principianti. Il nastro lo yoga è stato di circa 50 minuti .

In ogni caso , ho messo il nastro e ho seguito passo -passo . Io non sono una persona elastico, ma ho provato ogni movimento il meglio che potessi fare insieme con gli istruttori sul nastro. Devo dirvi , che 50 minuti di nastro yoga a calci il mio culo così male , non ho mai fatto di nuovo . Sì, ci sono i nastri di yoga appositamente per la perdita di peso - buona fortuna !

Lo yoga può essere la chiave per una vita più sana e tranquilla . Anche chiamato Hatha Yoga , Yoga è un antico sistema indù di salute e la longevità , che impiega varie posture fisiche , esercizi di respirazione , meditazione e considerazioni di stile di vita per raggiungere uno stato di salute equilibrato e benessere. Numerosi studi hanno dimostrato che lo yoga e la meditazione hanno effetti positivi sulla salute in una grande varietà di condizioni tra cui asma, mal di testa , pressione alta , dolore e stress . Ho appena letto un articolo su un praticante di yoga che attribuisce lo yoga per la sua perdita di peso e sostenuta gran forma e non per esercizi di aerobica ad alto impatto o dieta da fame .

Che cos'è lo Yoga ? Prima di rispondere a questa domanda , lasciate che vi dica questo - non c'è bisogno di trasformarsi in un monaco , yogi , o vive in una grotta di beneficiare di praticare yoga OK ! Lo Yoga è un insieme di esercizi di non- impatto che ti fanno più in forma , migliorare la vostra mente quindi la mente - corpo- spirito . Yoga con le sue posture , si allunga, i movimenti e la respirazione (non superficiale) migliora la circolazione (ricordo che ho detto - "le regole del sangue ") , Tonifica il tuo corpo , migliora il metabolismo , riduce lo stress e dà il tuo corpo la possibilità di guarire se stesso !

Perché funziona lo Yoga? Credo fortemente nell'effetto placebo , che è una parola " fede " ! Oltre Yoga , ci sono 60 Pratiche di medicina alternativa in sostituzione della medicina convenzionale di farmaci e chirurgia . Sì, ha il suo posto , ma la gente di tutto il mondo sono stati guariti da pratiche di medicina alternativa dalla preghiera , Reike , Target Nutrition , Visualization , QiGong , Yoga ... Perché ? La pratica alternativa come lo Yoga risultati ci sono come 60 altre pratiche alternative , ma la persona che pratica lo "crede , sa , vuole " che funzioni e lo fa ! Anche se Yoga dovesse essere dimostrato scientificamente senza valore tra 100 anni - indovinate un po ' ? Si lavorava ancora a causa del placebo influenza - " fede " !

Lo yoga è stata praticata per più di 6.000 anni, in modo che non si dica ci sia qualcosa da fare! Lo yoga è un ingrediente comune in altri antichi "esercizi" e le applicazioni Mind- Over- materia e che è la respirazione (chiamato Pranayama) ! No, respirazione superficiale , ma la respirazione profonda . Hai letto "Breathing speciale Esercizio per eccitare immediatamente te stesso e aiutare a bruciare il viso grasso in eccesso !

La respirazione è molto importante , non solo per lo yoga - per tutto. Anche se si sta lì , che sulla vostra poltrona come una lumaca fannullone a guardare la TV - hai bisogno di carburante , così profondo respirare anche un paio di volte, si ha il tempo per farlo! Ricordate quando involontariamente sbadigli, che è il tuo corpo che ti dice che hai bisogno di più ossigeno per ri - energizzare se stessi , per la lotta che "il tempo di fare un pisolino " sensazione!

Sono stato la respirazione profonda durante la scrittura di questa Newsletter ! Ora è il tuo turno ! Fai un respiro Deeeep attraverso il naso , tenere premuto per 15 - 20 secondi, e forzarlo fuori e farlo più 5 volte! Non ti senti meglio ! Certo che lo sai - è carburante per il vostro corpo . Anche in questo caso la maggior parte di noi sono sfiati poco profonde . Il nostro corpo - le cellule 100.000.000.000.000 non stanno ottenendo che il carburante vitale di cui ha bisogno per funzionare correttamente . Sì per aiutare anche il corpo a guarire se stesso troppo! Scherzi a parte, respiro profondo 5 o 6 volte in questo momento ! Fatelo per voi . Se si sta fumando una sigaretta , spegnerla e mi danno 50 (push-up) ! Leggere la sezione successiva sulla fumare! Yoga inizia con esercizi di respirazione nella posizione del loto difficile o una posizione comoda per il professionista . Deve essere una posizione comoda - postura . La maggior parte dei principianti sono rigide e non poteva piegare -sopra se ci fosse un $ 100 di fronte a loro ! NO PROBLEM - nella sezione POC , avrai accesso a persone che offrono principiante , intermedio e avanzato video di yoga ! Ci sono diverse pratiche di respirazione , oltre la respirazione profonda . Una volta che il praticante ha riscaldato -up con una corretta respirazione , lui / lei poi va in un periodo di riposo - di nuovo una corretta respirazione è praticata .

Avanti il praticante negozia Asana . Asana sono tratti , i movimenti e le posizioni di riqualificare e migliorare il funzionamento del corpo , mente e spirito . Asana risvegliare la forza muscolare e la flessibilità , migliora notevolmente il flusso di sangue , risveglia il corpo a livello cellulare che aiuta a liberare la mente e migliorare la sua capacità di pensare e di risolvere i problemi a causa di aumento del flusso sanguigno e le cellule sane ossigenati e, infine, aumenta lo spirito al pensiero tranquillo positivo .

Ci sono asana di base e avanzate . A seconda di quale libro hai letto o video che vedete , asana possono essere diversi , ma tutti sono progettati per migliorare la Mente , Corpo e Spirito ! La meditazione è un'altra parte avanzata di un serio praticante di yoga .

Yoga, Tai Chi , Qi Gong , tantrico Tonificante , Esercizi di Chi ... sono tutti progettati per migliorare la Mente, Corpo e Spirito e in molti casi hanno effettivamente fatto l'impossibile per quanto riguarda la salute, le arti marziali e le applicazioni Mind- Over- Materia . Assicuro si va oltre i POC che vi do e chiedo loro informazioni GRATIS oggi ! Vedere respirazione speciale . Seguire le istruzioni raccomandate solo come da approvazione del medico .

YOGURT: Una mezza tazza di yogurt bianco prevede tra 45-80 calorie a seconda della marca si acquista . Lo yogurt potrebbe essere un ottimo modo per perdere peso , basta stare attenti a quale marca si acquista . Leggere il nutrizionali ! Yogurt con le sue culture attivi , rendono digeribile per le persone con intolleranza al lattosio . Yogurt con le sue culture attivi sono anche noti per le loro proprietà anti-batteriche . Mangiare yogurt aiuta ad aumentare i livelli del vostro corpo di interferone , che è un potente ormone immuno- miglioramento . Lo yogurt contiene L-acidophilus . L - acidophilus è stato notato per ridurre in modo significativo l'incidenza di infezioni vaginali nelle donne che sono inclini a loro. Assicurare il yogurt si acquista afferma quanto segue in etichetta : "a base di fermenti vivi e attivi . " Per garantire la flora intestinale sana , vedere Prevail Corporation . Vedere Zulu Super Food .

LA TUA IMMAGINE: Ecco un'altra applicazione Mind- Over- Matter per aiutare a perdere peso . Trova una foto di te quando eri sottile - il peso che si desidera essere in un prossimo futuro . Posizionare questa immagine alcuni piaccia o più come quando non hai scelta , ma per vedere tutto il tempo durante il giorno. Mettere uno sul frigorifero , tutti gli specchi , nel portafoglio, in auto, la carta di debito (ti impediscono di acquistare fast-food) . Guardando quella foto "sottili " più e più volte andrà al tuo subconscio . Non si può notare , ma ti iniziare a fare piccole cose qua e là che ti aiuterà a perdere peso . Il tuo modello di tutti i giorni delle cose che ha fatto è in sovrappeso sarà alterato . Se non hai una foto di te stesso , allegare una foto del tuo viso per un corpo sottile di una rivista .

E fare questo , fare una foto di voi stessi al vostro più pesante - un quadro che non ti piace - ti odio e incollarlo al vostro frigorifero - che vi impedirà di fare spuntini ! ! Vedere Mutt and Jeff Mind- Over Matter .

ZULU SUPER ALIMENTO: Le probabilità sono, state buttando via il siero di latte per tutto il tempo . Ogni volta che si riapre la stessa confezione di yogurt , noterete c'è sempre una sostanza acquosa lattiginosa che raccoglie nella parte superiore dello yogurt . La maggior parte delle persone scartano il latteo sostanza acquosa - siero di latte . Come avete già letto , siero di latte non è solo commestibile , è sorprendentemente super- nutriente . Cagliata è inacidito rappreso latte utilizzato per fare il formaggio e altri prodotti .

Siero di latte - Il Super Food - No del siero di latte . Sì siero di latte ! Guerrieri Zulu (1800) erano in forma assolutamente fenomenale , in grado di coprire 50- miglia in un solo giorno e fare battaglia feroce in seguito ! È stato a causa della loro dieta di siero di latte ? Recenti ricerche dimostrano che il siero di latte è un alimento eccellente . E ' pubblicizzato come spegnere il processo di invecchiamento .

Siero di latte è ricco di proteine , è a basso contenuto di grassi e calorie , e il suo carico di diversi aminoacidi (leucina , isoleucina , valina , ...) . Si costruisce muscolare del 50 % per bruciare grassi e aiuta spegnere l'appetito . Aiuta aumentare il metabolismo di ben il 68 % ! Aiuta gli ormoni dello stress goccia mentre aumenta l'aminoacido - il triptofano , che aiuta a produrre serotonina - l' ormone buona sensazione . Aiuta anche a migliorare la prontezza mentale del 15%.

E 'anche un richiamo immunitario e antiossidante che combatte i radicali liberi , la causa del corpo umano per età , diventare stucchevole , ... Esso aiuta ad aumentare il glutatione del corpo - l' antiossidante principale . Ricerca tedesca dimostra che il siero di latte previene i tumori e più importante , rallenta il processo di invecchiamento del 32 % ! I test hanno dimostrato che gli animali con una dieta del siero di latte hanno vissuto il 50 % in più rispetto ai loro omologhi non su una dieta di siero di latte ! La parte migliore è che non c'è bisogno di andare a Zululand per ottenere siero di latte , è possibile ottenere un prodotto di siero di latte di qualità presso il vostro negozio di alimentari di salute .

Cercate i prodotti del siero di latte in polvere. Ho condotto la mia ricerca su prodotti di siero di latte di qualità e ha iniziato a bere delizioso siero di latte ogni giorno (01 agosto 2003) ! No siero di latte ? Sì siero di latte , questo è quello che ho trovato :
Francese vaniglia) . Esso contiene 24 grammi di proteine per porzione (16 in totale porzione) , ad alto contenuto essenziale (il corpo non fornisce) e di amminoacidi ramificati (18) , a scambio ionico del siero di latte e di stevia (dolcificante) .

Ultra Whey Protein Powder 24 costo di circa $ 16 per un 02 - settimana di alimentazione . Tuttavia , ho trasformato in una fornitura di 30 giorni prendendo 1/2 misurino (paletta in dotazione) e versarlo in un piccolo Arrowhead bottiglia d'acqua mezza pinta vuota . Io verso in acqua pura fredda circa 3/ 4 pieno e agitare vigorosamente per giorno la mia bevanda Zulu . NO, non è in esecuzione da 50 miglia e combatte pickn ' con gli inglesi (può essere il francese) . Sono ancora in fase di ricerca e sviluppo . Solo pensato che dovete sapere su di siero di latte - Il

Super Food ! Sì, ho trovato diversi altri prodotti del siero di latte in polvere . Se siete interessati, guardare in siero di latte come supplemento alla vostra dieta DOPO OK del medico .
Seguire il dosaggio e le istruzioni riportate sull'etichetta e secondo le istruzioni del medico consigliato.

ALTA QUOTA DIETA DIMAGRANTE: Ecco un'altra storia vera perdita di peso . Come volete perdere peso e perdere velocemente ? E ottenere questo - si può mangiare 03 ricchi di grassi ristorante tipo pasti al giorno e non avere a che fare alcun esercizio - nessuno ! Sembra folle uh ? Beh in realtà ho vissuto quello che io chiamo l' altitudine dieta dimagrante High. Indietro 1987 mentre prestava servizio con l'US Army Special Forces , il nostro A-Team (Berretti Verdi) distribuito in Ecuador . Eravamo in un luogo che era così in alto (vicino a Cotopaxi), che siamo stati in grado di fare qualsiasi allenamento fisico - non abbiamo potuto respirare normalmente per fare qualsiasi esecuzione , qualsiasi esercizio a tutti . Ogni giorno ho mangiato pasti al ristorante , aveva un brewski ora e poi quando fuori servizio e ancora perso peso molto velocemente . Mi ricordo distintamente che a letto in quella stanza d'albergo e stavo lavorando cercando di respirare . Il mio corpo stava lavorando più duramente ogni secondo - 24 ore al giorno cercando di ottenere l'ossigeno vitale di cui aveva bisogno . Ancora una volta siamo stati così in alto i nostri corpi non sono state utilizzare per la mancanza di ossigeno così i nostri corpi stavano cercando extra extra difficile respirare ogni secondo 24 ore al giorno .

Mi ricordo di avere un po 'di tempo fuori e ha chiesto uno dei soldati ecuadoriani eravamo formazione per aiutarmi a fare shopping per nuovi vestiti che mi si adatterebbe . Non ero a conoscenza delle piccole città nelle vicinanze. Come si è scoperto , non ero solo magro , ho girato anche magro magro ! Ho vissuto in questo ambiente per circa un mese o giù di lì e perso può essere un chilo di peso al giorno e ricordo che ho mangiato cibi grassi -carichi e carichi di zucchero e non ha fatto assolutamente nessun esercizio - nessun esercizio !

Quello che io chiamo l' altitudine dieta dimagrante Alta funziona davvero e veramente ! Vorrei chiedere al vostro medico prima di considerare questa dieta . E no, Denver , Colorado (Mile High City) non è abbastanza alta (5.680 -piedi) . Ci si trova vicino a Cotopaxi (7.884 metri a 19.344 - piedi) , ad un'altitudine approssimativa di 9226 -piedi . Questa è la vera alta e quasi pericoloso causa mal di montagna e di resina epossidica pericoloso dalle ore 10.000 piedi - se la memoria non mi inganna .

NOTA PIÙ IMPORTANTE: A mio modesto parere (io non sono un medico bariatrica) Credo sinceramente l' altitudine dieta dimagrante alta potrebbe notevolmente ridurre o bandire gli USA e PEOBLEM OBESITA del mondo una volta per tutte . Pensate a ciò che questa dieta potrebbe fare se avete mangiato super- cibo sano invece di alimenti ricchi di grassi come ho fatto io . Io ho la mia prova documentata di questa dieta unico e sfido chiunque a dimostrare il torto ! ! Sì , che include te !

KALAHARI SOPPRESSORE: Ora di tie-in con Zulu Super Food , voglio parlarvi della Kalahari appetito suppressant. Il deserto del Kalahari è stato spietato anche per il buon senso Boscimani del Kalahari . Il cibo era prezioso e inestimabile dell'acqua . A volte non c'era cibo né acqua . Ma i boscimani e donne esperti avevano un trucco per sopprimere il loro vogliono per acqua e cibo . In tutto il deserto del Kalahari sono macchie di piccoli cespugli che offrono un fagiolo amaro che ricorda un fagiolo di Lima . Questi fagioli sono mangiati dagli indigeni per sopprimere la voglia di acqua e cibo . L'unico problema è che i fagioli brucia la lingua, la gola e lo stomaco . Il punto di tutto questo è che a caldo (intendo vero caldo) degustazione cibo piccante può sopprimere l'appetito . Secondo la mia ricerca , l' appetito Kalahari Suppressant non è Hoodia . Vedere Hoodia .

SCHEDE DI VISIONE: Hai letto Mente-Sopra-Materia Applicazioni come aromaterapia, esercizio Mente-Sopra-Materia Dolcetto , ipnoterapia , Musica & Sound Therapy , Mutt & Jeff Mente-Sopra-Materia, Terapia Past Life , Affermazioni positive , Preghiera , Riflessologia Blues Killer , Riflessologia Punti perdita di peso, auto-guarigione, respirazione speciale esercizio fisico, stress Busters, tantrico tonificante, Pensate Yourself Thin , Terapia Vision , Scrivi Yourself a Contratto , Scrivere Magia , lo Yoga , la tua foto, e ora voglio parlarvi assolutamente affascinante Mente-Sopra-Materia Applicazione chiamata Vision Boards .

Che diavolo sono Vision Boards?
Vision Boards sono uno strumento per raggiungere consciamente e inconsciamente il tuo obiettivo (s) . Un consiglio Vision è una raccolta di immagini , frasi , parole , ... che sono l'epitome di ciò che si vuole , ciò che desideri , che cosa il vostro obiettivo (s) è nel vicino e lontano futuro . Come tutte le altre applicazioni Mind- Over- Materia , un consiglio di visione è inutile se non ci credete . Devi credere ! Un libro che è stato recentemente pubblicato (dicembre 2009) ed è ora disponibile presso i negozi di libri - si chiama La guida del Idiot completo - Vision Boards , da Marcia Layton Turner .

Questa relazione speciale è un grande inizio non solo di aiutarvi a raggiungere i vostri obiettivi di perdita di peso , ma anche altri obiettivi che vuoi nella tua vita , non importa quello che è come :
Accademici
Atletica leggera
Fatture (uscire del debito)
Educazione

Libertà

Amici

Salute

Home Business o Business Success

Home Improvements

Matrimonio

Nuovi elettrodomestici

New Baby

Barca Nuova

New Car

I vestiti nuovi

Nuova casa

Nuovo lavoro

Pace

Animali

Aspetto fisico

Idoneità fisica

Promozione

Relazione Successo

Pelle

Magro È

Vacanza

Ricchezza ($ $ $ $ $)

Giovane si

Penso che tu abbia l'idea . Quando si ha la possibilità andare alla vostra biblioteca locale o negozio di libri e ottenere La guida del Idiot completo - Vision Boards in modo da poter cambiare la tua vita per la causa migliore ti meriti solo il meglio . " Mi merito il meglio. " - Tagliare questo fuori per la vostra visione personale consiglio . OK , ora veniamo al $ 10,000.00 Weight-Loss Bet !

"$10,000.00 Scommessa Di Perdita Di Peso!"

Ho avuto una standing *"$10,000.00 Scommessa Di Perdita Di Peso!"* dal 1990 e devono ancora avere acquirenti, e non una sola sfida. Sono così fiducioso nella mia capacità di perdere peso in modo veloce e sicuro in modo (per me), ecco il mio *"$10,000.00 Scommessa Di Perdita Di Peso!" Scommessa* a voi e qualcuno là fuori per includere i media (radio, TV, YouTube, ...). OK, qui è:

"Sfido e scommetto che, nessuno che io (Joseph A. Laydon Jr.) posso perdere 45 libra in 45 giorni o meno, utilizzando solo gli scritti di 'Special Intelligence Report # 309 -" 169 + Lose It Or Else accelerata di peso perdita di fatti, trucchi e altro! 'Se non riesco, io pagherò il mio sfidante $ 10,000.00 CASH! Quando perdo 45 libra in 45 giorni o meno, lo sfidante mi deve $ 10,000.00 contanti. "

1 ° Nota: ho l'opportunità di aumentare di peso per un peso di - 210-225 + - sterline prima di iniziare il *"$10,000.00 Scommessa Di Perdita Di Peso!"*

2 ° Nota: Nel momento in cui scriviamo (26 giugno 2012) il *"$10,000.00 Scommessa Di Perdita Di Peso!"* non è in su per qualsiasi sfida.

Joseph A. Laydon Jr. Tuttavia, viene considerato un video.

"$10,000 Perdita Di Peso Dieta!"

Hai appena letto la maggior parte dei "Intelligence Report Special # 309-I - 169 + Lose It Or Else Accelerated Weight-Loss Fatti, Tricks & More!" Ed ecco il mio semplice progetto personale per perdere peso - di fatto - perdere '45 chili in 45 giorni o meno '.

☐ Consumare almeno 03 a 12 once bicchieri di succo di carota con Juicing o V8 Succo di ogni giorno. Le bevande sono integrate con qualsiasi 'polvere verde' della mia scelta. Pepe di cayenna (100.000 Valutazione SHU o superiore) può essere utilizzato con ogni bevanda. Acqua fresca merito può essere consumato in qualsiasi momento.

☐ Consumare 03-06 grandi porzioni di cavolo crudo tritato-up e / o altri grandi porzioni di frutta cruda e / o verdure crude ogni giorno.

☐ Esercizio 60 minuti a 120 minuti ogni giorno via camminare, correre, push-up, scricchiolii dello stomaco, il nuoto e / o utilizzo di qualsiasi macchina esercizio.

Joseph A. Laydon Jr.

"Perché Il $10,000 Peso Scommessa Perdita Funziona!"

Ecco perché la mia dieta speciale funziona . Ogni cibo e integratore di leggere nella pagina precedente funziona per perdere peso da sola. Ma insieme - che lavorano in sinergia , nel senso che sono più potenti insieme - Come ottenere il massimo risultato insieme che individualmente . OK , prendiamo uno di loro alla volta . Cominciamo con il cavolo .

Cavolo: Mi piace Cavolo Verde (fette) ed è l' entre principale della mia dieta speciale . Hai letto tutti i benefici salutari di cavolo crudo . Deve essere causa crudo sono necessari i nutrienti e soprattutto gli enzimi per aiutare a perdere peso . Fornisce nutrienti e allo stesso tempo aiuta a disintossicare il corpo .

Altri ortaggi e legumi : mi piace l'aggiunta di altre verdure crude al cavolo crudo . Come carote, ravanelli , olive , sedano , cetrioli, aglio tritato , ... E 'delizioso e soprattutto la perdita di peso nutriente .

Aglio: Hai letto una montagna di benefici salutari di guarigione aglio ed è parte della mia dieta speciale . Ho letto testimonianze dove la gente utilizzati solo aglio come loro supplemento di perdita di peso . Aglio, noto anche come russo penicillina è solo super pianura sano . Io, non ho il tempo né la pazienza di tagliare -up aglio fresco quindi posso acquistare un barattolo da 32 once della Spice girls aglio tritato . Io uso di cucchiaio da tavola per pasto .

Pepe Di Caienna: Pepe di Caienna ha indubbiamente una taglia di benefici salutari , ma la ragione principale che lo uso per questa cena speciale è perché giri - il mio metabolismo per perdita di peso . E quando il metabolismo è su di giri - up , mi bruciare i grassi. Aggiungo solo un po 'piccolo (una piccola presa - Valutazione di 100.000 SHU) di pepe di Caienna per una grande ciotola di fette di cavolo crudo , altre verdure crude , ... Assicuro si chiude il tutto con Bragg ACV & Bragg Liquid Aminoacidi (continua a leggere) e agitare il tutto per diffondere il pepe di Caienna caldo durante tutto il pasto di cavolo , verdure , ... Se fa troppo caldo , fare un secondo pasto senza il pepe di Caienna e aggiungerlo al 1 ° lotto. Dividere il tutto in metà e mangiare un pasto e frigo l'altra metà per il pasto successivo . Vedere Cayenne Company Inc. e Frontier Erbe Cooperativa nella sezione POC .

Nota: non compriamo qualsiasi pepe di Caienna presso il vostro negozio di alimentari locale . E 'assolutamente inutile . Prendi un "HOT" pepe di Caienna presso il vostro negozio di alimentari di salute con una unità di calore di Scoville (SHU) Valutazione di 100.000 SHUs o più.

Bragg Aceto Di Mele (BADM): NON utilizzare l' aceto di sidro di mele (BADM) presso il vostro negozio di alimentari locale . Che BADM è inutile quando si tratta di questa cena speciale . Ottieni il tuo Bragg BADM presso il vostro negozio di alimentari di salute . E non dimenticate di tenere la bottiglia sopra la testa e guardare il fondo di esso. Si dovrebbe vedere un sedimento di colore dorato . Questo vi dirà che avete ottenuto la roba buona . Basta agitarlo bene reale prima di ogni utilizzo . Hai letto una taglia di benefici salutari di BADM per includere la perdita di peso . Inoltre mi piace soprattutto il gusto quando è combinato con Bragg Liquid Aminoacidi (continua a leggere) . Aggiungo un buon squirt per il pasto , la chiudo e scuoto quindi è tutto a fondo misto insieme (in particolare il pepe di Caienna) .

Bragg Liquid Aminos: So che ci sono altri aminoacidi là fuori, ma io preferisco il gusto salato del Bragg Liquid Aminos (fornisce 16 aminoacidi) soprattutto quando è mescolato con Bragg aceto di mele . Come potete leggere in precedenza , gli aminoacidi forniscono una taglia di benefici per la salute e mi aggiungono un buon squirt per il pasto , chiudono in su e agitare in modo che sia tutto ben mescolato - up insieme (in particolare il pepe di Caienna) . A mio modesto parere , Bragg Liquid Aminos direttamente e indirettamente aiuta nella perdita di peso.

Spremitura: Spremitura da solo è un pasto sano SUPER SUPER . Ha caricato con sostanze nutritive e entra nel vostro sistema più veloce causa è in forma liquida . E senza tutti gli altri alimenti sfusi truccata di grassi , zuccheri , sali, ... il tuo corpo si disintossica e si perde peso non sano di disintossicazione e di perdere peso eliminando The Five Deadly Bianchi dalla vostra dieta . Io uso soprattutto carote quando spremitura . Se non spremitura , io uso una bottiglia oncia 46 - fluido di Spicy Hot Tomato Juice V8 o fibra ad alta V8 succo di pomodoro (risparmio di tempo e la pulizia) . Spremitura solo vi aiuterà a perdere peso, ma perché solo succo (continua a leggere).

Polvere Verde: io uso un integratore ' verde in polvere ' (la maggior parte o tutti i tipi sono carichi di sostanze nutrienti) al mio spremitura . La ' polvere verde ' che sto usando sono Verdi essenziali (negozio di alimenti naturali) e di tutti i verdi Energy Day (vedi Istituto per Living Vibrant nella sezione POC) . Entrambi, in particolare tutti i Verdi Energy Day sono carichi di sostanze nutrienti vitali tuo corpo ha bisogno per la salute vibrante . E ho scoperto che quando prende ' polvere verde ' il desiderio per i dolci, i sali, e gli altri cibi non sani e snack va via - così la perdita di peso ! Inoltre la ' polvere verde ' vi fornirà il carburante è necessario quando si esercita (perdita di peso) . Consiglio vivamente ' Polvere verde ' a qualsiasi piano di perdita di peso.

Quando non lo faccio succo , ho solo aggiungere 03 cucchiai colmi di ' Polvere verde' per una bottiglia oncia 46 - fluido di Spicy Hot Tomato Juice V8 o fibra ad alta V8 succo di pomodoro. Assicuro che shake it up vero bene inizialmente e tra usi causare la ' polvere verde ' ha la tendenza a raggrupparsi -up . Sì , posso aggiungere un po 'di pepe di cayenna troppo quindi il mio metabolismo è su di giri - up . Inoltre mantiene la schiena in buona forma (senza spasmi muscolari).

Acqua: Il corpo necessita di acqua per tutto il tempo . E un importo supplementare di acqua ogni giorno può essere un tasto aggiuntivo per perdere peso perchè è si riempie e l'acqua non ha grassi , senza calorie , senza zucchero , senza sale , niente di niente ' , tranne l' acqua pura il vostro corpo richiede per essere vibrante sano . Molti diversi tipi di diete hanno l'acqua come parte del loro piano di perdita di peso di successo e giustamente per il nuovo, l'acqua si riempie e il vostro corpo richiede tutto il tempo . Io, io uso un Brita Caraffa e filtro per l'acqua per l'acqua depurata . Vedere Quattro Star Books nella sezione POC per un libro intitolato del vostro corpo molte grida per l'acqua.

Esercizio: Utilizzando la mia dieta speciale sopra , sarete senza dubbio perdere peso . Ma se si vuole dare il vostro peso - perdita in ultra-alto ingranaggio , l'esercizio fisico farà. Sì, anche lo yoga (vedi Yoga della lista puntata) e altri esercizi non cardio ho elencato in questo Intelligence Report speciale . Ti sto dicendo , esercitare ogni giorno mentre si fa questa dieta e pesarsi tutti i giorni . Potrai cadere i chili insalubri così veloce , dirai quello che ho detto "Questa scala di peso deve essere rotto . Sto perdendo peso in fretta . "

La Cinque Bianchi Motale: Utilizzando la mia dieta speciale , sai quello che stai facendo ? Stai evitando il Five Deadly Bianchi . Hai già letto su La Cinque Bianchi Motale e spero che aiuta a ripensare a ciò che si mangia da oggi in avanti anche dopo che raggiungere i vostri obiettivi di perdita di peso .

Sì , ho detto di andare avanti e di mangiare e sfoggiare di tanto in tanto , ma non tutto il tempo . Vedere Sei passi avanti e un passo indietro nel Itemized Indice AZ .

OK , qui è una cosa in più che faccio per nutrire il mio corpo la roba buona . Io cresco germogli e cresco germogli per tutto il tempo . Faccio un insalata con germogli invece di cavolo . Aggiungo altre verdure crude (ravanelli , carote, sedano , peperoni verdi, ...) e poi posso spendere e utilizzare Desiderio Bone Chunky Blue Cheese Dressing invece di BADM, Bragg Liquid Aminos , ... Libbra per libbra sto ancora mangiando sano e soprattutto evitando il La Cinque Bianchi Motale.

Si può crescere una taglia di germogli di ogni singolo giorno (più sprouters) . Io uso più ' Sprouters ' e avere germogli freschi pronti per andare praticamente ogni giorno . Che io non uso metto in un contenitore sigillato e conservare in frigorifero per il giorno dopo o giù di lì . Vedere Giardini in vita per un Sprouter e una varietà di germogli di semi nella sezione POC . Basta un solo pacchetto di germogli (da Giardini Alive) contiene circa 45.000 semi e questo è un sacco di super cibo sano !

Nota più importante: cosa avete appena letto è il mio nucleo speciale dieta dimagrante . Tuttavia, in Special Intelligence Report # 309-I - avete tante tante altre diverse opzioni che è possibile utilizzare per la propria dieta speciale . Si mangia quello che ti piace , si mangia ciò che è gustoso e sano per voi in modo da attaccare con esso !

Points Of Contact

A Beginners Guide To Healthy Breathing--------------------------------by Ken Cohen

In this audio book, qigong expert - Ken Cohen teaches you how to *"instantly breathe energy and healing qi (life force) into your body every minute of the day,..."* This 73-minute audio book is very worthy of your super vibrant health.

American Board of Medical Specialist(ABMS)----------------------------1-800-776-2378

As competition in health care increases, some doctors are advertising themselves as specialist in areas in which they haven't received training. The ABMS Hotline will inform you *whether the physician is certified by a recognized* board and in what specialty. Board-certified doctors have completed training and passed written and oral exams in their areas of expertise. Call Monday through Friday from 9 a.m. to 6 p.m., Eastern Standard Time. See Joint Commission on Accreditation of Healthcare Organizations in this section.

American Diabetes Association National Center--------------------------1-800-232-3472

American Diabetes Assoc., 1660 Duke St., Alexandria, VA 22314. The American Diabetes Association National Center is staffed during regular business hours. Call Monday through Friday from 8:30 a.m. to 5 p.m., Eastern Standard Time. If you would like *information concerning diabetes* call their Patient Information Line at 1-800-DIABETES. If you want information about General Membership and newsletters call 1-800-806-7801.

American Dietetic Association's Nutrition Hot Line----------------------1-800-366-1655

Registered dietitians will answer your questions. Call Monday through Friday from 9 a.m. to 4 p.m. Call 8 p.m. to 8 a.m. for recorded seasonal messages in English and Spanish. TDD service for the hearing impaired is available from 9 a.m. to 4 p.m. weekdays.

American Heart Association---1-800-242-8721

If in the Chicago area 1-312-342-4675

To talk to a staff member in Illinois, call Monday through Friday from 8:30 a.m. to 5 p.m., Central Standard Time. Request information according to your concern.

American Society of Clinical Hypnosis, The--------------------------------1-708-297-3317
The American Society of Clinical Hypnosis, 2200 East Devon Ave., Suite 291, Des Plaines, IL 60018-4534. Call or write for a *qualified hypnotherapist* in your area. If you locate a hypnotherapist on your own, insure that he\she received their graduate degree from an accredited university and is licensed by the state. Some hypnotherapist listed in your yellow pages have a worthless degree and may use the term "certified registered." Cost of hypnosis may run approximately $100. Insurance may cover hypnosis described as "psychotherapy" and not cover it under preventive therapy -- smoking cessation. See *Hypnotherapy*.

Arbico Organics---1-800-827-2847
www.arbico-organics.com
Arbico Organics, P.O. Box 8910, Tucson, AZ 85738-0910. Arbico Organics offers natural products for your home, garden, farm, pets,... Instead of using cancer-causing chemicals, use far safer applications so now and in the future you and your family, pets, property are healthier, cleaner and non-toxic. Call or write their FREE, all-color 52-page catalog. See *Gardens Alive* in this Section.

Aromatherapy--1-800-877-6889
1-303-443-1433
P.O. Box 17155, Boulder, Colorado 80308. Precious Collection Aromatherapy was founded in 1990 with the intention to present the public with unique, informative and affordable introductory essential oil packets. Aromatherapy has many avenues of exploration, whether it be the Medical, Aesthetic, Psychological or Holistic approach. Call or write and ask for free information.

Ask Cooking Light Hot Line - Nutrition Information Service---------1-800-231-3438
The University of Alabama at Birminghams's Department of Nutrition Sciences answers questions for Cooking Light readers. The University's information service also gives brief answers to nutrition questions posed by anyone. Call Monday through Friday from 8:30 a.m. to 4:30 p.m.

Aspartame Consumer Safety Network (ACSN)--------------------------1-214-352-4268
Aspartame Consumer Safety Network (ACSN), P.O. Box 780634, Dallas, TX 75378. First of all, stop right now and go to Section 26 and read about a *sweet poison* called aspartame which is a *serious health threat to everyone!* Now that you know about the dangers of aspartame, it's time to do something about it. Call the Aspartame Consumer Safety Network and get involved by eliminating aspartame all together!

I talked to Mrs. Mary Stoddard who's been involved with revealing the health threat of this *sweet poison* for more than 10 years! An expert in her field, she appeared on the National TV Series *HARDCOPY* (October 1996)! She speaks throughout the U.S. and is an <u>international speaker</u> as well! A very busy and dedicated spokeswoman against aspartame, she'll send you valuable information (200+ page book) concerning aspartame for only $25!

Please send your remittance to the address above. Read much more about this *sweet poison* - aspartame in Section 11. See Aspartame Victims & Their Friends, Food & Drug Administration (FDA) Product Complaint & Emergency Operations Line and NUTRIVOICE in this section. See ACSN in World Wide Web addresses in this section.

Aspartame Victims & Their Friends--**# unavailable**

Aspartame Victims & Their Friends, Attention: Joyce Wilson, P.O. Box 1424, Forest Park, GA 30031. First of all, stop right now and go to Section 26 and read about a *sweet poison* called aspartame which is a serious health threat to everyone! Now that you know about the dangers of aspartame, it's time to do something about it. Write to the address above and get involved by eliminating aspartame all together! See Aspartame Consumer Network, Food & Drug Administration (FDA) Product Complaint & Emergency Operations Line and NUTRIVOICE in this section.

Association for Research Enlightenment, Inc. (ARE)--------------------**1-800-333-4499**
                                                                1-804-428-3588
                                                                1-804-422-4631(fax)

Association for Research Enlightenment, Inc., (ARE) continues the work of a man named Edgar Cayce who founded the ARE in 1931. ARE is an international network of people and volunteers who are interested ancient civilizations, dream interpretation, ESP & psychic development, holistic healing, meditation, reincarnation, spiritual growth, the purpose of life, and much more. There are many benefits to ARE members such as: ARE Camp, ARE Conferences and Seminars, ARE books by mail, The *New Millennium Journal, Venture Inward* Magazine, and much more. Call Monday through Friday from 8:00 a.m. to 5:00 p.m., Eastern Standard Time, for your free information packet!

Barlean Organic Oil--**1-800-445-3529**

Barlean Organic Oil, 4936 Lake Terrell, Ferndale, WA 98248. Barlean Organic Oil offers a cookbook of recipes for flax seed and flax oil called *Flax for Life* ($5.95 plus $1.70 shipping). This company also offers the very health enhancing flax oil products. INSURE you read about flax seed in Section 14. Please write "Order Department" when ordering your book. Included with your book, you'll receive a price list on their other healthy products. See Heintzman Farms in this section. See *Flax Seed*.

Blessed Herbs--**1-800-489-HERB**

1-508-882-3755(fax)

Blessed Herbs, 109 Barre Plains Road, Oakham, Massachusetts 01068. Blessed herbs is a nine year old, family owned business that provides 200 premium quality bulk herbs and herbal products to herbalist, health professionals, herbal manufacturers, health food stores and individuals in the U.S. and abroad. Their herbs mainly come from organic growers and wildcrafters. *Certified organic growers cultivate without the use of synthetic fertilizers, herbicides or pesticides and take care to enrich the soil naturally!* Call or write for their free 24-page catalog. Their catalog covers multitudes of herbs, Aromatherapy products, spices, and wide variety of healthy reading booklets & books and a price list.

Bragg--**www.bragg.com**
See *Health Science* in this Section.

Butterball Turkey Talk-Line, The---**1-800-323-4848**

1-800-833-3848(TDD)

The Butterball Turkey Hotline, Swift and Company, Inc., 115 W. Jackson Boulevard, Chicago, IL 60604-3505. The Butterball Turkey hotline is staffed by experts in buying, basting, stuffing, carving and storing your Holiday bird. These experts will also answer your questions about chicken, geese and Cornish hens! Hours of operation:
* November 18 and 19, from 8 a.m. to 6 p.m.
* Weekdays through November 22nd, from 8 a.m. to 8 p.m.
* Thanksgiving Day, from 6 a.m. to 6 p.m.
* November 24th to December 22nd, from 8 a.m. to 6 p.m.

Cayenne Company Inc.---**1-800-CAYENNE**
Cayenne Company Inc., 2235 East 38th Street, Minneapolis, MN 55407. Cayenne Company Inc. offers cayenne pepper - a 'powerful circulation stimulant.' I've used cayenne pepper for years and it really works. See *Three Square Meals In A Bottle Detox*, *Capsicum (cayenne)*, and *$10,000 Weight-Loss Bet Diet*.

Complete Guide to Exercise Videos, The----------------------------------**1-800-433-6769**
Collage Video, Collage Video Specialties, Inc., 5390 Main Street N.E., Minneapolis, MN 55421. If you can't motivate yourself to exercise, then try *exercise videos! Choose from 286 workouts!* Exercise videos are fun, they're private and they're convenient! Call or write for your free 71-page, all color and very informative catalog. See Dynamix Music Service in this section.

Complete Idiot's Guide - Vision Boards, The----------------------------by Marcia Layton Turner

Country Doctor's Big Bag Of Common Sense Cures, The------------by Dr. LaMar's Products Inc.-----------------1-800-941-2889
www.drlamarsproducts.com
Dr. La Mar's Products Inc., P.O. Box 1461, Emporia, KS 66801. If you didn't read about Dr. LaMar's super healthy products, shame on you. Re-read about several super healthy products now. Then come back and call or write for a packet of super healthy information. I believe the lady at Dr. LaMar's company told me the packet cost $2.50.

Department of Agriculture Meat & Poultry Hotline-----------------1-800-535-4555
      (Washington DC) 1-202-720-3333
Do you have questions about preparing that turkey or other poultry? Call during regular business hours to talk to a registered dietician. Call Monday through Thursday 9 a.m. to 4 p.m. from November 1st through the holidays. To listen to recorded messages on most frequently asked questions, simply follow the recorded instruction. Listen to the recorded messages 24-hours a day.

Diabetes Information Center---1-303-468-2162
National Diabetes Information Clearinghouse (NDIC), Box NDIC, Bethesda, MD 20892. Ask for many publications too numerous to list.

Diabetes Self-Management---1-800-234-0923
Diabetes Self-Management, P.O. Box 51125, Boulder CO., 80321-1125. The Magazine for your whole life. Call and ask for a free issue. If you like what you see and read, discount subscription rate of $9.97 for a full year (6 issues in all) a savings of over 50% OFF the cover price.

Diatomaceous Earth (food grade)----------------------------------www.arbico-organics.com

Diatomaceous Earth (food grade)----------------------------------www.dirtworks.net

Diatomaceous Earth (food grade)----------------------------------www.earthworks health.com

Diatomaceous Earth (food grade)----------------------------------Perma-Guard

Diatomaceous Earth (food grade)---**www.wolfcreekranch.com**

Most Important Note: When you get to these websites, search for *Diatomaceous Earth (food grade)*. See *Diatomaceous Earth (food grade)*.

Doctor Julian Whitaker, Health & Healing----------------------------**1-800-777-5005**

(Subscription)---1-800-539-8219

Dr. Julian Whitaker Health & Healing, 7811 Montrose Road, P.O. Box 59745, Potomac, Maryland 20897-5904. Undoubtedly, *one of the most valuable, extremely informative, health related newsletters you can possibly obtain anywhere!* Each month, you'll receive information that may enhance your health as well save your life. Dr. Julian Whitaker, editor of *Health & Healing*, is a well qualified and knowledgeable physician who will share the healthiest information available each and every month. I've (author) been a subscriber for over three years and the subscription is worth every penny and then some. Call or write today, and ask for the latest subscription prices. If you want some *very powerful and healthy reading*, call 1-714-851-1550 to order these health enhancing books authored by Dr. Julian Whitaker: *A Guide to Natural Healing, Is Heart Surgery Necessary?, Reversing Diabetes, Reversing Health Risk and Reversing Heart Disease.* See Doctor Atkins' Health Revelations in this section.

Dynamix Music Service---**1-800-843-6499**

1-410-243-9755

1-410-243-9759

Dynamix Music Service, 733 West 40th Street, Suite 10, Baltimore, Maryland 21211. "Music for Fitness." Why buy Dynamix? Selection, Customer Service, Energy, Knowledge, Original Artist, Flawless Mixing, Quality Reproduction, 100% Satisfaction, & The Best! Ask for their free, all color, 24-page catalog. Dynamix Music Service also offers exercise videos. See *The Complete Guide to Exercise Videos* in this section.

East Park Research, Inc.---**1-888-374-2363**

East Park Research, Inc., 2709 Horseshoe Drive, Las Vegas, NV 89120-3337. Call or write East Park research, Inc., and ask to be put on their mailing list. In particular, ask for their 96-page booklet *Indium - The Missing Trace Mineral*, written by Dr. Robert Lyons. Once you receive their material, decide if Indium is for you then see your doctor for a final go-ahead.

Eating Disorders--**1-301-443-3170**

Office of Public Affairs, Food and Drug Administration, 5600 Fishers Lane, HFE88, Rockville, MD 20857. Ask for free pamphlet: *Eating Disorders: When Thinness Becomes an Obsession* (#86-2211).

Eating for the Elderly--**1-703-821-8955**

National Clearinghouse for Primary Care Information, 8201 Greensboro Dr., Suite 600, McLean, VA 22102. Ask for free collection of recipes: *Easy Eating for Well-Seasoned Adults.*

Eating for Two---**1-301-443-3170**

Office of Consumer Affairs, Food and Drug Administration, Public Inquires, 5600 Fishers Lane, HFE88, Rockville, MD 20857. Ask for free booklet: *All About Eating for Two* (#84-2183).

Elderly and Exercise--**1-301-495-3455**

National Institute on Aging Information Center, 2209 Distribution Circle, Silver Spring, MD 20910. Ask for the booklet *Don't Take It Easy - Exercise!*

Elderly and Menu Ideas---**1-301-495-3455**

National Institute on Aging Information Center, 2209 Distribution Circle, Silver Spring, MD 20910. Ask for *Food: Staying Healthy After 65, Be Sensible About Salt, Hints for Shopping, Cooking and Enjoying Meals and Dietary Supplements: More Is Not Always Better.*

Enzymatic Therapy---**1-800-783-2286**
                                                                        1-414-469-1313
                                                                        1-414-469-4400(fax)

Enzymatic Therapy, P.O. Box 22310, Green Bay, WI 54305. In 1981, Enzymatic Therapy started with 10 products designed to support the specific body functions. In the last 13 years, Enzymatic Therapy has become one of the fastest growing companies in the natural health industry. Enzymatic Therapy offers more than *130 nutritional and herbal formulas.* "You need to experience for yourself the difference between an excellent product and one made from inferior ingredients." Call or write and ask for their free information. I received *Essential Formulas for Health* magazine, *Discover the World of Natural Medicine*, their price list and a free sample. They may also refer you to a local stores in your area.

Family News, The---**1-800-284-6263**
                                                                        1-305-759-8710

The Family News, 9845 N.E. 2nd Avenue, Miami Shores, Florida 33138. This news catalog offers information you probably won't find anywhere else. The publication is dedicated to presenting thought provoking articles on health, nutrition and the environment. The Family News, Volume VI No.II had a great deal of information concerning *Ozone Therapy*. Call or write for your free sample subscription.

It's packed with information, products and sources of other information in support of your health and well-being. Call today!

Featherspring International Corporation-------------------------------------**1-800-628-4693**

Featherspring International Corporation, 712 North 34th St., Seattle, Washington 98103. I (author) can vouch for this company. Suffering from great pain from both feet (flat feet), I purchased these arch supports in 1980. The pain went away almost immediately and I've been wearing them ever since. Call or write for free information.

Federal Health Information Catalog-------------------------------------**1-800-336-4797**

ODPHP National Health Information Center, P.O. Box 1133, Washington, DC 20013. For a $2 fee, ask for *Health Information Resources in the Federal Government.*

FitnessWarehouse---**1-800-FW-STORE**

FitnessWarehouse, 8205 Clayton Road, Clayton, MO 63105. FitnessWarehouse offers great fitness equipment. They offer:
* Low Impact Treadmill.
* Total Body Treadmill.
* Climber Machines.
* Exercise Bikes.
* Weight Training Equipment and more.

Write or call for their free 20-page, all color catalog today! Call Monday through Friday during regular business hours! You'll receive store locations nearest you so you can see and feel their exercise products!

Fitmix--**1-888-4-FITMIX**
1-410-243-9755
1-410-243-9759(fax)

Fitmix, 733 West 40th Street, Suite 10, Baltimore, Maryland 21211. Fitmix offers "Motivating music just for fitness!" Fitmix offers a wide variety of audio as well as video products previously available only to professional fitness instructors. Their products include Walking Tapes, Running and their Fitmix Series. Great motivating music for cross-country, cross-training, cycling, general fitness, in-line skating, jump roping, running, stair stepping, walking, weight training and X-country skiing. For a music preview, call their Music Preview Line at 1-410-243-2671 and simply pick your choice of music! Call (Monday through Friday from 9 a.m. to 8 p.m., Eastern Standard Time) or write and ask for your free 16-page, all color product catalog.

Fleischmann's Yeast Baker's Helpline--1-800-777-4959

The Fleischmann's Yeast Baker's Helpline provides advice to bread bakers. Call Monday through Friday from 9 a.m. to 7 p.m.

Flora Inc.--1-800-446-2110

Flora, Inc., P.O. Box 950, 805 East Badger Road, Lynden, WA 98264. Flora, Inc., provides a good source for *unrefined oils made from certified organic seeds* the old fashioned way. Pressed in small batches and protected from damaging light and heat, and processed without chemicals or preservatives. The taste of their fresh, pure oils is incomparable. Great for healthy cooking needs. Flora Inc., also offers herbal teas, food products, body care products, and appliances (fermentation crocks and juice extractors). Write or call for free product information. You'll receive a letter and a full-size 8-page catalog.

Foundation for Education AboutEating Disorders (FEED)--------------1-410-467-0603

Foundation for Education about Eating Disorders (FEED), P.O. Box 16375, Baltimore, MD 21210. Call or write for information pertaining to your concern.

Four Star Books--1-800-350-2350

                                                            1-541-955-2742
                                                            1-541-955-2745(fax)

Four Star Books, 128 SW "I" Street, Grants Pass, OR 97526. Four Star Books offers the book, *Your Body's Many Cries for Water*, which reveals the simple benefitting effects of drinking plain ol' water (uncontaminated). You'll read why hydration works versus drugs for many common diseases and ailments. Four Star Books also offers a wide variety of other reading materials that may change your life for the better and satisfy your reading pleasure. Call or write the friendly people at Four Star Books today. They'll send you free information on their assortment of books and videos!

Frontier Cooperative Herbs--1-800-786-1388

                                                            1-800-717-4372(fax)

Frontier Cooperative Herbs, 3021 78th Street, P.O. Box 299, Norway, IA 52318. At Frontier Cooperative Herbs, quality is taken seriously. The Quality Control Department is staffed with botanists, herbalists and specialists with Ph.D.s who carefully monitor every step in product handling to maintain Frontier's high quality standards. Frontier is one of the largest buyers of organic herbs in the United States. ALL of their organic herbs have been certified by an independent third party organization. Certification papers are available on request. Frontier has a 170-page, full size catalog listing thousands of products. They may ask you for your business name and license to receive this free catalog. Call Monday through Friday from 7 a.m. to 6 p.m., Central Standard Time.

Fusion Video---**1-800-959-0061**

1-708-799--8375(fax)

Fusion Video, Fulfillment Services, Inc., 17311 Fusion Way, Country Club Hills, IL 60478-3113. If you like Science Fiction, Battle Films, Cinema's Best, Comedy Classics, Music and so much more, look into Fusion Video. I received 3 great catalogs that offer great videos at affordable prices. Discount coupons and free video offers are also included. See many other "movie - video" offers in this section!

Future Medicine Publishing, Inc.--**1-800-990-9499**

Pacific Highway East, Suite 6, Tacoma, Washington 98424. The *Alternative Medicine* book and *Alternative Medicine Yellow Pages* is *a must for every family*. Ask for Mr. Bob McLaughlin.

Tell Bob, you want to know about their Promotion Package: *Alternative Medicine: The Definite Guide* (1,068 pages) with three free issues of Alternative Medicine Digest, a FREE Alternative Medicine Yellow Pages (a $12.95 value) packed with Alternative Medicine sources throughout the U.S. and a free audio cassette tape. This huge reference book is worth every penny - from Acupressure to Yoga. Future Medicine Publishing, Inc. offers a 30-Day Money Back Guarantee.

Gardens Alive---**1-513-354-1482**

www.gardensalive.com   1-513-354-1484 (fax)

Gardens Alive, 5100 Schenley Place, Lawrenceburg, IN 47025. I was impressed when I browsed then read in detail each page of Gardens Alive all-color, 50-page catalog. Why? They offer environment-SAFE products that work. Safe products for your lawn, pets, gardens (fruit, vegetable, plants,...), wildlife,... Call or write them today for your FREE catalog. Yes, you'll read testimonials and see color photos from very happy customers who are long-lasting Gardens Alive customers like me (author). See *Arbico Organics* in this Section.

Garlic Information HOTLINE--**1-800-330-5922**

The Garlic Information Center, The New York Hospital-Cornell University Medical Center, P.O. Box 2506, Stuart, FL 34995. The New York Hospital-Cornell Medical Center now operates a *Garlic Information Hotline*. Call Monday through Friday, from 9 a.m. to 5 p.m., Eastern Standard Time and speak directly to a nutritionist. Ask for your free *Is Garlic Beneficial For Health* booklet. They'll send you this very informative booklet.

General Mills Holiday Helpline--**1-800-793-0464**

The staff will troubleshoot baking and cooking problems; provide lost recipes for General Mills products, including Gold Medal Flour and Bisquick baking mix; answer questions about General Mills products. Call Monday through Friday from 7:30 a.m. to 5:30 p.m., and on Saturday from 9 a.m. to 4 p.m. Line is staffed November 18th to January 13th.

GERD Public Information and Education Program - American College of Gastroenterology---**1-800-HRT-BURN**

GERD Public Information and Education Program - American College of Gastroenterology, P.O. Box 3099, Alexandria, VA 22302. Do you have heartburn or GERD (see GERD in Section 26)? For much more information concerning GERD and a list of specialist in your area, call or write today for a free information packet!

Gilroy Garlic Festival---**# unavailable**

Gilroy Garlic Festival, P.O. Box 2311, Gilroy, CA 95020. People all over the world have celebrated garlic with feasting, festivals and celebration for thousands of years. Since 1978, Gilroy, California the granddaddy of U.S. garlic festivals, is held the last weekend of July each year. The Gilroy Garlic Festival is complete with food booths, a golf tournament and many kinds of contests and exhibitions. The Gilroy Garlic Festival may be the healthiest fun you may have all year. Write for free information.

Grain and Salt Society, The--**1-800-867-7258**
                                                                                          1-916-873-0294
                                                                                          1-916-873-4186(fax)

The Grain and Salt Society, P.O. Box DD Magalia, CA 95594. The Grain and Salt Society published a 4-page article on *The Value of Real Sea Salt*. Coarse grained and finer ground Celtic Seal Salt can be purchased through this company. While investigating whole salt, I purchased a 4-page report for $6 through another source, but you can call get this same report and a *whole lot more* directly from The Grain and Salt Society at *no-charge!* They even sent free samples (3) of their healthy products! Ask for your free information packet and samples. Call Monday through Friday from 8 a.m. to 5 p.m. Pacific Standard Time for free information and ordering Celtic Sea Salt. SEE *Whole Salt*.

NOTE: As of December 1996, The Grain and Salt Society is offering a new product! If you like drinking clean, good for healthy water, could you be spending up to 1,000 times the cost of regular tap water for bottled water? Outrageous isn't it? I'm here to save you money so here it is: The Grain and Salt Society is offering a "portable Water Filtration Unit in a Sports Bottle!"

It provides more than 1,500 refills (200 gallons) of *99% superior water* for about a lousy .05 cents a gallon instead of the *mega bucks you pay at your local grocery store!* This filtration unit in the Sports Bottle removes: bad taste, odor, sediment, suspended items, pathogens like giardia and cryptospordium and bacteria, chlorine, volatile organic compounds, lead, heavy metals, pesticides, detergents.... It fits almost anywhere! Folks I'm not getting a single dime to relay this information to you. You need to know about this product as well as all the other healthy information throughout this book! CALL NOW and request free information about ALL their healthy products!!!

GREENS+ Pro-N-30--**1-800-643-1210**
1-407-562-2766
1-407-562-9848(fax)

GREENS+ Pro-N-30, 2183 Ponce de Leon Circle, Vero Beach, FL 32960. GREENS+ is an affordable *whole living food* containing concentrated sources of Vitamins, organic covalent minerals, essential amino acids, phytochemicals, enzymes, co-enzymes, cell salts, chlorophyll, standardized herbal extracts, unique botanical extracts and soluble and insoluble plant fibers from high quality, organic, nutrient-rich foods.

* Improves Mental Acuity   * Strengthens Immune System
* Increases Energy Naturally   * Emulsifies & Metabolizes Fat
* Cleans and Rejuvenates Cells & Colon

You would not believe all the Superfoods that are in one bottle of GREENS+! It's all annotated in their free brochure and other free brochures about Pro-N-50+(the strongest antioxidant from grape seed extract), you'll receive by calling or writing today. Look into this company! You'll even receive a $5 discount coupon for your first order and a free sample!

Haelan Products Incorporated--**1-800-5HAELAN**
1-504-885-2776
1-504-885-3272(fax)

Haelan Products Incorporated, 3200 Severn Avenue, Suite 120B, Metairie, LA 70002. If your afflicted with a degenerative disease like cancer or any wasting-away disease, a soy drink used in China for 15 years, has *demonstrated great success!* Haelan Products Inc., offers a product called Haelan 851 which is a concentrated soy drink. Haelan may be available at your local health food store. Call or write for free information. You may also order Haelan 185 from this company by calling their toll free number.

Health Science & Live Longer Products-----------------------------------**1-800-446-1990**
fax 1-805-968-1001
1-805-968-1028

Health Science & Live Longer Products, P.O. Box 7, Santa Barbara, CA 93102. This company offers a 75-page book *Apple Cider Vinegar Health System* (very informative). The book also offers many other informational books as well as Bragg All Natural Liquid Aminos and Bragg Organic Raw Apple Cider Vinegar. Call or write for product price list. Call the top 2 phone numbers for credit card orders. Call Monday through Friday 8:30 a.m. to 4 p.m., Pacific Standard Time.

Heintzman Farms---1-888-333-5813

Heintzman Farms, Rural Route 2 Box 265, Onaka, SD 57466. If you haven't read the health-enhancing benefits of flax seed oil, *STOP* right now and go to Flax Seed in Section 14. Mr. Rick Heintzman owner of Heintzman Farms offers a kit that includes three 1-pound bags of Dakota Gold flax seed, an electric grinder and two home cholesterol test kits for only $70. If you want a free sample of flax seeds send a SASE! Heintzman Farms also offers 1-pound bags of flax seed or in bulk. See *Barlean Organic Oil* in this section.

Hitchcock Shoes---1-781-749-3571

1-781-749-3576(fax)

Hitchcock Shoes, Inc., 225 Beal Street, Hingham, Massachusetts 02043. If you're a man and need those hard to find *W I D E S H O E S*, this is the company to order from. From *EEE to E E E E E!!!* All kinds of footwear!!! After looking and looking for wide shoes for my feet (author), this is the *ONLY* company that had my size.

I've ordered shoes from Hitchcock for several years now. Call or write for their free, all color, 48-page catalog. *STOP the pain* and get the correct pair of footwear. Call their Customer Service at the number above.

Home Health Products for Life---1-800-278-7092

Home Health *Products for Life*, P.O. Box 2219, Virginia Beach, VA 23450-2219. Call or write and ask for their free, 48 page, all color and very informative catalog on many health enhancing products. They offer natural remedies, natural skin care, pain relief, Vitamins & herbs and weight loss products. Call 24 hours a day for their free catalog!

Institute For Vibrant Living--1-800-218-1379

Institute For Vibrant Living, P.O. Box 3840, Camp Verde, AZ 86322-3840. Institute For Vibrant Living offers some the best healthy products I have ever come across. Besides *All Day Energy Greens*, they offer another powerhouse *Go Ruby Go* and they also offer Apple Cider Vinegar Extra, CoQ10 Supreme, LifeForce Rejuvinator, Osteo K2, Pain & Brain Rescue Formula, Vision Clear,... to name a few. Call and get on their mailing list today. STOP reading this segment and call them NOW!

Intensive Research Information Service And Products (IRISAP)----1-618-447-5850

Intensive Research Information Services And Products (IRISAP), P.O. Box 48, Cutler, IL 62238-0048. IRISAP was founded by Joseph A. Laydon Jr. in August 1991. In 1991, IRISAP began his "intensive research" and R & D (Research & Development) for Anytime Anywhere Survival - (international wilderness survival - Wilderness Survival) in order to help all his subscribers far more self-reliant in all aspects of their life besides being in an outdoor's environment. IRISAP also conducts "intensive research" and R & D (Research & Development) in the other 'survivals' - Health Survival (one example is this *Special Intelligence Report #309*), Crime Survival and Money Survival.

IRISAP's Mission: *"Greatly reduce or eliminate the multitudes of minor to unforgiving everyday threats & risks to you and those under your care. Reduce life's threats & risks through International Wilderness Survival and complimented by Health, Crime & Money Survivals so you're ready Anytime Anywhere."*

International Hotline Juvenile Diabetes Foundation--------------------1-800-223-1138
International Hotline Juvenile Diabetes Foundation, 60 Madison Avenue, New York, NY 10010-1150. The staff at the Juvenile Diabetes Foundation will answer questions on juvenile diabetes and offer referrals to physicians and clinics. Office hours are Monday through Friday from 8 a.m. to 6 p.m., Eastern Standard Time.

International Nutrition, Inc.--1-800-899-3413
International Nutrition, Inc., P.O. Box 43422, Baltimore, MD 21236. International Nutrition offers "Targeted Nutrition Intervention for Down's Syndrome" called Nutrivene-D. Call or write for your packet of very informative information (product brochure, Health & Healing reprint and detailed information). See Cognitive Enhancement Research Institute's (CERI) and especially Trisomy 21 Research, Inc. in this section.

Jenny Craig--1-888-Jenny-Go
www.jennygo.com
Jenny Craig, a weight-loss company, is dedicated to help its customers lose weight. Consider Jenny Craig.

Kelley Bean Company--# unavailable
Kelley Bean Company, P.O. Box 457, Morill, NE 69358, Attn: Marty Ritz, Consumer Services. Do you like beans? Sure they're healthy for you but do you like beans? Discover great tips on how to prepare dry beans for cooking. Write and ask for their free *Cookbook for Beans & Peas* recipe booklet! See AkPharma Inc., Frankly Beans and Beano Bulletin in this Section. Insure you read about the amazing health-enhancing benefits of beans in Section 01!

Land O'Lakes Holiday Bakeline---------------------------------------1-800-782-9606
Land O'Lakes Holiday Bakeline offers advice to homebakers from home economists. Callers will get a free recipe and tips leaflet. Call daily through the Holidays up to December 24th, from 8 a.m. to 6 p.m.

L & H Vitamins Inc.---**1-800-221-1152**

1-718-361-1437(fax)

L&H Vitamins Inc., 32-33 47th Avenue, Long Island City, New York 11101. Ask for free complete catalog featuring name brand Vitamins and Health Products at discount prices. I received their 80-page catalog and their 56 page "Health Newsline." It's very informative. You'll learn the benefits of supplements just browsing through their Newsline. Call today! Call Monday through Friday from 8:30 a.m. to 8:00 p.m., Eastern Standard Time and 9:00 a.m. to 5:00 p.m. on Saturday.

Life Fitness---**1-800-877-3867**

Life Fitness, 10601 West Belmont Avenue, Franklin Park, IL 60131. Life Fitness offers you to "Take the First Step to a Better Body." I was very impressed with their literature and brochures which reflects their products and customer service! Life Fitness offers a very well-built and unique stairclimber that will help you get in shape and stay in shape. I even received a free video! Their 5500 Stairclimber is impressive! Don't believe me, call them during regular business hours and request your free literature and video on their 5500 Stairclimber. You'll get a great workout!

Linus Pauling Institute---**1-415-327-4064**

Linus Pauling Institute, 440 Page Mill Road, Palo Alto, CA 94306. During World War II, Dr. Pauling worked with the Office of Scientific Research and Development and developed artificial plasma called Oxypolygelatin. At the end of World War II, he was awarded Presidential Medal for Merit for his wartime contributions. Dr. Pauling won his first Nobel prize in 1954. He was awarded his second Nobel prize for peace (he campaigned against atmospheric testing of nuclear weapons in the late 1950s and early 1960s - on August 5, 1963 the ban on atmospheric testing of nuclear weapons was signed). Why is this important?

It's important to know something about Dr. Pauling, author of *Live Longer and Feel Better* and *Cancer and Vitamin C*. Both books are available at the time of this writing. Call or write for recent price and shipping cost.

Luke Chan--**1-513-777-0588**

1-513-755-5722(fax)

Luke Chan, 9676 Cinti-Columbus Road, Cincinnati, OH 45241. If your interested in QiGong - Chi-Lel, the author of *101 Miracles of Natural Healing* will send you a free copy of the Chi-Lel newsletter, workshop & retreat schedule, information on Chi-Lel instructor certification program, and dates for trips to the Chi-Lel Center in China! It's all free, so call, write or fax Monday through Friday during regular business hours.

SEE QiGong in Section 22 and read Luke Chan's amazing book as annotated above. It includes 101 real testimonials (Chinese) and I hear he's working on an American version at the time of this writing! His book is being sold in most health food stores right now! Keep a lookout for the American version!

National Centre for Padre Pio, Inc., The,---------------------------------1-610-845-3000
1-610-845-2666(fax)

The National Center for Padre Pio, Inc., 2213 Old Route 100, Barto, PA 19504. The National Center for Padre Pio, Inc., is an Affiliated Centre, authorized by the Capuchin Friary, San Giovanni Rotondo, Italy. First of all let me give you a brief history of Padre Pio. Padre Pio was born on 25 May 1887 in Pietrelcina, Italy. He entered the priesthood at the age of 15 and was ordained a priest in 1910. On 20 September 1918, the five wounds of Our Lord's Passion appeared on his body, making Padre Pio the first stigmatized priest in the history of the Church. Countless numbers then and to this day come from all over the world to seek Padre Pio's spiritual blessings. On 23 September 1968, Padre Pio was called to his heavenly reward which attracted almost 100,000 people. Padre Pio was entombed in the crypt of Our Lady of Grace Church.

If you would like much more free information concerning this *Chosen One* call Monday through Friday from 9 a.m. to 5 p.m. and Saturday from 10 a.m. to 2 p.m. Eastern Standard Time. If you would like to make known graces or favours received through Padre Pio's intercession see Our Lady of Grace Capuchin Friary in this section.

NATR Inc. of California---1-800-422-4716
1-707-443-3885

NATR Incorporated of California, 2806 Broadway, Suite #2, Eureka, CA 95501. Have you ever heard the saying "*Death Begins in the Colon?*" Look into this company if you suffer from body odor, bowel problems, Crohn's Disease, colitis, colon problems, constipation, diarrhea, diverticulitis, gastritis, headaches, hemorrhoids, obesity... and much much more! Some users of this formula have *reported changes in their eye color, hair becoming straighter & shinier!* REMEMBER - TOXINS in your body affect your entire body! If you want to *DETOXIFY* your body, look into this company today. I talked to the owner and he demonstrated a sincere desire tell me about his company and his products. Call during regular business hours to receive your free informative *Special Report Letter* with many testimonials. Yes, I even tried their product and their published testimonials are true, I lost weight (debris in colon, became slimmer in the stomach area and felt more energy!

Nature's Distributors, Inc.,---**1-800-624-7114**

1-602-837-8420(fax)

Natures Distributors Inc., 16508 E. Laser Drive, Suite 104, Fountain Hills, AZ 85268. You have to look into this company. Not only do they have great products, but their advertisement reads "place your first order with us, you will automatically receive the next 12 monthly issues of *The Healthy Cell News.*" I simply called them and asked for any literature about their products (to protect you from the bad companies). Nature's Distributors Inc., sent me *The Healthy Cell News*! One of the *most informative health orientated subscriptions* I have ever read! *The Healthy Cell News* is a full-size, 36-page, colorful, and *extremely informative newspaper*. Throughout the newspaper, you'll find and read about their healthy products. *CALL* them today! Call Monday through Friday from 8:00 a.m. to 4:00 p.m., Mountain Standard Time.

Nature's Gate--**1-800-327-2012**

1-818-882-2951

Levlad Inc., 9200 Mason Avenue, Chatsworth, CA 91311. Nature's Gate Herbal Fresh Natural Roll-On Deodorant. Did you read Section 11 with respect to the health hazards of aluminum? If you're troubled about aluminum that is found in most antiperspirants\deodorants which is linked to Alzheimer's Disease, then call the number above about their aluminum-free deodorant products.

NordicTrack--**1-612-205-5243**

1-952-361-5575

Important Note: I'm not sure if the original NordicTrack is still in business. However, here's the write-up I did more than 10-years ago. The numbers above go to a company that sells "woodfen ski machine" parts. You must see *Exercise*.

NordicTrack, 104 Peavey Road, Chaska, MN 55318-2355. Folks, I can vouch for this company! If your doctor says it's OK to exercise, and I mean EXERCISE, then you better look into this company! I've used their cross-country ski machine many times and I always got a sweat-pouring workout! These machines are well built and they last! If it's OK with your doctor and you want to get in shape and stay that way, call for free information now! Their lines are open 24-hours a day! You'll receive full-size color brochures on their cross-country ski machines, accessories, price list and testimonials! Their guarantee is 2nd to none! CALL MOW! They also offer a "30-DAY IN-HOME TRIAL." CALL NOW!!!! NordicTrack offers many other exercise machines. Ask them for their catalog on all their products. Hold-up! Nordic offers other quality built workout machines other than their cross-country machines. Below s a partial list: AbWorks, Arnold Palmer Life Walker Treadmill, Firm Thighs and Hips, NordicFlex,

NordicRider, NordicTrack Walkfit 3500 Exerciser, Revolution Cycle, Step Up to Fitness, Total Body Exerciser, Vitamaster Elite Treadmill, Voit Ladder Climber, Voit Programmable Exercise Bike.... and more! Call and ask for their free 32-page, all-color catalog on all their exercise and health equipment today!

Obesity and Energy Metabolism--1-301-496-2563
Office of Clinical Center Communications, Warren G. Magnuson Clinical Center, NIH, Building 10, Room 5C-305, 9000 Rockville Pike, Bethesda, MD 20892. Ask for free publication: *Obesity and Energy Metabolism* (#86-1805). A video tape can be purchased or loaned.

Old Well Corporation--1-800-296-0506
Old Well Corporation, P.O. Box 19351, Raleigh, NC 27619. Old Well Corporation offers an *Australian bush medical discovery for those who suffer from arthritis*. This medical discover has been used by Aborigines for hundreds of years. This successful discovery is called Emu Oil and is sold as Emu Arthritic Formula 7. No folks this ain't no witchcraft brew, it's been *scientifically studied and proven to work!* Talking to one of the customer representatives, she stated one of the main ingredients in the formula is capsaicin.

Members from the following medical organizations endorse the ingredients in Emu Arthritic Formula 7(partial list):
* Arthritis Foundation of Australia
* Australian Rheumatism Association
* Orthopedic Research Society of the USA
* New York Academy of Science
Call or write today and ask for their free literature on this amazing product. Research data and testimonials are included!

Older Adults and Nutrition---1-617-556-3330
Human Nutrition Research Center on aging at Tufts University, 711 Washington St., Boston, MA 02111. Ask for information according to your concern.

Omega Nutrition U.S.A. Inc.,---1-800-661-3529
Omega Nutrition, 6505 Aldrich Road, Bellingham, Washington, 98226. Omega Nutrition, provides a good source for unrefined oils made from certified organic seeds the old fashioned way. Pressed in small batches and protected from damaging light & heat and processed without chemicals or preservatives. The taste of their fresh, pure oils is incomparable. Great for healthy cooking needs.

Omega Nutrition has other health related products like flours, body care products, apple cider vinegar (not the grocery store kind), water filters and books you'll want to read (cancer, fats, Omega-3, nutrition...). Write or call for free 16-page product catalog and a handful of other healthy and informative brochures.

Overeaters Anonymous---**1-310-618-8835**
Overeaters Anonymous, P.O. Box 92870, Los Angeles, CA 90009. Call or write for information pertaining to your concern. See *Binge Eating*.

Paramount---**1-800-721-2121**
                                                                                    1-888-PARAFIT
                                                                                    1-213-721-8841(fax)
Paramount, 6450 E. Bandini Blvd., Los Angeles, CA 90040-3185.
You'll not only be impressed with their multiple all-color brochures but very excited about their exercise equipment that will begin to get you in shape like never before! Their fitness line is must be seen! Call or write today for a very professional package of their fitness line and price list. You'll be impressed by their brochures, their fitness equipment and your new body!

Physical Fitness Awards for Adults---**1-202-272-3421**
President's Council on Physical Fitness and Sports, 450 5th ST., NW, Suite 7103, Washington, DC 20001. The Amateur Athletic Union administers this program. Upon meeting the qualifying standards, participants receive a personalized Presidential Certificate of Achievement and a sports award lapel pin. Categories (51) are too many to list. For additional information contact Tom Leix, Presidential Sports Award, P.O. Box 68207, Indianapolis, IN 46268, Ph: 317-872-2900.

Physical Fitness Awards for Youngsters------------------------------------**1-202-272-3421**
President's Council on Physical Fitness and Sports, 450 5th ST., NW, Suite 7103, Washington, DC 20001. Conducts two award programs for youngsters from ages 1-17. Call or write and ask for information.

Physical Fitness---**1-202-272-3421**
President's Council on Physical Fitness and Sports, 450 5th ST., NW, Suite 7103, Washington, DC 20001. Ask for quarterly newsletter and for a small price ask for several informative publications to promote, encourage and motivate the development of physical fitness.

Plants for Clean Air Council---**# unavailable**

The Plants for Clean Air Council, 10210 Bald Hill Rd., Mitchelville, MD 20721. The Plants for Clean Air Council is a non-profit organization dedicated to expanding the role of green plants in improving the quality of human life through knowledge, research, education and information. Clean-up indoor air pollution! Read the NASA study on the effectiveness of plant air purification. Send a large SASE and $1 for your report. You'll receive a two-sided fact-filled brochure on everything you need to know to *start breathing much cleaner 24-hours a day!*

Prevail Corporation--**1-800-248-0885**

1-503-667-5527

Prevail Corporation, 2204-8 N.W. Birdsdale, Gresham, OR 97030. "PLANT ENZYMES: The Missing Link to Optimum Health?" Even with a wholesome, balanced diet, deficiencies in the bodys' digestive enzymes can lead to illness and disability, as nutrients from foods remain undigested and unabsorbed. Malabsorption of nutrients causes malnutrition and robs the body of building blocks needed for maintenance of health and repair tissue. Enzymes aid the breakdown of foods into smaller building blocks which can be easily absorbed from the intestines and assimilated into the body. Enzymes help to release and deliver the nutrient content which would otherwise remain locked in foods. Prevail Corporation offers several plant enzyme products to enhance your health in specific areas and general health. Call or write today. You'll receive 17 all color, full size & very informative brochures and a price list on their health enhancing products.

Purity Farms--**1-800-568-4433**

Purity Farms, 14635 Westcreek Road, Sedalia, CO 80135. CERTIFIED Organic Clarified Butter! The Charak Samhita, the ancient Ayurvedic Text on health and medicine regarded Ghee as a very important food supplement for healthy skin, mental alertness, good digestion and improved memory. Ghee is a form of butter. Milk solids have been removed to form clarified butter. It's noted to have healing properties.

So don't sludge-up your arteries, look into this product! Purity Farm's Ghee is salt-free, lactose free and has a shelf life of many years! Call or write and ask for free information. The people at Purity Farms are very helpful!

Quinton Fitness Equipment---**1-800-426-0337**

Quinton Fitness, 3303 Monte Villa Parkway, Bothwell, WA 98021-8906. Quinton Fitness Equipment "A Workout for Your Other Half." This company offers a stairclimber that works "your other half!" It's a *Cross Country Climber!* This company also offers their SkeeCros II. Get all the data and see these machines for yourself. Call or write to receive your free literature!

184

Real Goods--**1-800-762-7325**

1-707-468-9486(fax)

Foreign Orders---1-707-468-9214

Real Goods, 555 Leslie Street, Ukiah, California 95482-5507. Real Goods has an 80-page, all color catalog for those who *care about their environment, their health as well as their immediate surroundings and enhancing the pleasures of life!* Real Goods offers camping, kitchen, leisure, household, pet, solar and yard products. One amazing product called *Clean Power Laundry Disks* actually *cleans your laundry without any detergent!* The laundry disks *last 500 to 700 washes without polluting the environment!* Real Goods was skeptical at first so they gave the laundry disks a test. "...we found that they really do work!"

Three (3) *Clean Power Laundry Disks* costs only $49. Buy $49 worth of laundry detergent. How many loads can you wash, 100 or 150 at best. Will these laundry disks *save you big-money* on laundry detergents help your environment or what (see phosphates in Section 26)? How do they work? It's high-tech science! Call or write and order your catalog today and read how these laundry disks work as well as browse and read about many other great products in the Real Goods catalog!

Reflexology--**1-816-444-2239**
Progressive Reflexology Institute, P.O. Box 22501, Kansas City, Missouri 64113-2501. Call or write and ask for information according to your concern. See Reflexology in Section 22.

Reconstructive Therapy (RT) Doctors--**1-805-544-3126(fax)**
Thomas A. Dorman, M.D., 171-A, North Santa Rosa St., San Luis Obispo, CA 93405-1322. Write or fax Dr. Dorman to obtain a nationwide list of RT doctors.

REGATTA SPORT---**1-800-567-CREW**

1-905-937-5130

1-905-937-4941(fax)

REGATTA SPORT, 38 Lakeport Road, St. Catharines, Ontario, Canada L2N 4P5. If you like the exercise or sport of *ROWING*, then this is the source for all your "rowing specialty" needs! REGATTA SPORT catalog offers a wide variety of apparel and many other products for yourself or your team! Call today for your free 25-page, all-color catalog.

Republic of Tea in San Francisco, The---------------------------------------**1-800-354-5530**

1-415-382-3401

The Republic of Tea in San Francisco, 8 Digital Drive, Suite 100 Novato, CA 94949. The Republic of Tea in San Francisco offers Teas, Teaware and Gift Sets. The reason I added this company in this section like hundreds of other companies, organizations and agencies is because this company will *enhance your health, safety, welfare and save you money!* This company offers the amazing Green Tea products which have been noted to help *fight against cancer, heart disease, aging and help lower your cholesterol!* Call Monday through Friday from 9:00 a.m. to 5:00 p.m., Pacific Standard Time. Ask for their free catalog 32-page all color catalog. After hours, dial 03 to get their free catalog.

Reynolds Turkey Tips Line---**1-800-745-4000**

Reynolds Turkey Tips Line, offers recorded tips on three ways to roast turkey. If you want additional free information just follow the recorded instructions. Call 24-hours a day from November 1st up to December 31st.

Right Size Smoothies---**1-800-500-0507**

Right Size Smoothies offers smoothies for weight-loss. You might have heard their advertising on your radio. They were offering FREE smoothies so you can see if they help you lose weight. Call today for more information.

R Pur-Aloe International--**1-800-888-2563**

1-303-451-1803

R Pur-Aloe International, Northglenn, Colorado. R Pur-Aloe Whole Leaf Aloe Vera Beverage Concentrate. A 16-ounce bottle cost $29.95. Ask for free information.
WARNING: Quality of their aloe vera products is unknown. Ask for a MPS\ml count!

Runners World Magazine--**# unavailable**

Runners World Magazine, P.O. Box 366, Subscription Department, Mountainview, CA 94042. Ask for subscription information. If you're a runner or wannabe, write today!

Safe Drinking Water Hotline--**1-800-426-4791**

1-202-544-2600

Call and ask about getting a copy of *Do You Have Lead in Your Drinking Water?* and *Preventing Drinking Water Contamination.* Call between 9 a.m. 5:30 p.m., Monday through Friday.

Safe Exercise, Nutrition, Medicines For Seniors---------------------------**1-800-336-4797**

In Maryland---1-301-565-4167

ODPHD National Health Information Center, P.O. Box 1133, Washington, DC 20013. Education program on health promotion and aging. Ask for information according to your concern.

Salt and Low-Sodium Diets---**1-301-443-3170**

Office of Public Affairs, Food and Drug Administration, 5600 Fishers Lane, HFE88, Rockville, MD 20857. Ask for free pamphlet: *A Word About Low-Sodium Diets* (#87-2179). See *Whole Salt* on page 258.

SelfCare Catalog---**1-800-345-1848**

1-800-345-3371

1-800-345-4021(fax)

SelfCare Catalog, 104 Challenger Drive, Portland, TN 37148-1716. I was impressed with their all-color catalog that is full of products that will enhance your health, beauty, and save you money! The Self Care Catalog offers products for: allergy relief, back care, dental, nutrition, pain relief, personal care, remedies and weight control. Call (first number) or write for your free 39-page all color catalog.

Shape-Up America---**1-800-U SHAPE IT**

Shape Up America, 6707 Democracy Boulevard, Suite 107, Bethesda, MD 20817. Shape-Up America was founded by C. Everett Koop who is a noted Public Health Authority and former U.S. Surgeon General. Write to Shape Up America to receive your free *On Your Way To Fitness* booklet, and *How to Lose a Few Pounds, Sensible Eating, & How to Increase Your Physical Activity* brochures! You'll read some very health-enhancing information when you receive your free packet!

Smokenders---**1-800-323-1126**

1-616-241-3604

1-616-248-4322(fax)

Smokenders, P.O. Box 3146, Glen Ellyn, IL 60138. Smokenders will send you free information on the oldest, largest and most successful smoking cessation program in the United States. *Smokenders brags they have an 80% success rate!* No cold turkey or much will power is required. Smokenders offers their world-famous seminar in their "Learn How to Quit Kit" for those who really want to quit smoking! Call this very second. Call Monday through Friday from 9 a.m. to 5 p.m., Central Standard Time. After hours leave your name and phone number and a staff member will return your call.

Smoking Cessation and Cancer Prevention-----------------------------------**1-800-4-CANCER**
Office of Cancer Communications, National Cancer Institute (NCI), Bldg. 31, Room 10A-18, 9000 Rockville Pike, Bethesda, MD 20892. Ask for many publications to include: *Smoking Programs for Youth* (#81-2156).

Smoking Cessation Methods--**1-404-488-5705**
Office on Smoking and Health, Centers for Disease Control, 1600 Clifton Rd., NE, Mail Stop K-50, Atlanta, GA 30333. Ask for *Review and Evaluation of Smoking Cessation Methods*.

Smoking and High Blood Pressure---------------------------------------**1-301-951-3260**
High Blood Pressure Information Center, 120/80 National Institutes of Health, Bethesda, MD 20892. Ask for free 24-page, *The Physician's Guide: How To Help Your Hypertensive Patients Stop Smoking* (NIH #84-1271).

Sound Nutrition--**1-800-844-6645**
Sound Nutrition, P.O. Box 555, Dover, ID 83825. Sound Nutrition's Thin Oil, packs 14 grams of medium-chain triglycerides (MCTs) per tablespoon which is approximately 350% more MCTs than the emulsified products. Sound Nutrition also has a formulated Thin Oil-Butter Flavor for *popcorn lovers*, to put on bread, cooking... Sound Nutrition also offers olive flavored and garlic flavored thin oils. Write and enclose a large SASE for an order form & brochure. They'll send you a very informative Question\Answer brochure about MCTs and their products. Call between 8:30 a.m. to 5 p.m., Pacific Standard Time, Monday through Friday.

Sounds True--**1-800-333-9185**
                                                                       1-303-665-3151
Sound True, P.O. Box 8910, Boulder, CO 80306-8010. Sounds True offers some great Mind-Over-Matter products and they're backed with a 01-Year Money Back Guarantee. Sounds True offers products like: *Unlocking Your Intuitive Power, Self-Healing With Energy Medicine, The Self-Hypnosis Diet, Self-Hypnosis Home Study Course*, Reiki Meditations For Self-Healing, The Essential QiGong Training Course,... Call or write today to get your own 40-page, all-color catalog. Yes, it *"sounds to good to be true."* Get their catalog, you won't be disappointed. Last catalog I received, Sounds True also offers Diatomaceous Earth (food grade).

Sports Music---**1-800-878-4764**
Sports Music Inc., Box 769689, Roswell, GA 30076. "Make your workout fun & easy with music." If you want to get in shape or stay in shape, look into this company. They offer music tapes for a variety of workouts like: aerobics, cycling, power walking, rider machines, rowing, running, skiing, step aerobics, treadmill, walking and even tapes for your relaxation!

Their free 90-page booklet will even give you data of specific walking tapes with respect to "steps per minute along with the miles per hour," so you get the proper beat and music to the type of workout you desire! yes, they even have testimonials! Call Monday through Friday from 9 a.m. to 6 p.m., and on Saturday from 9 a.m. 2 p.m., Eastern Standard Time for your free booklet. Turn-off that TV and get going!

StairMaster--**1-800-782-4799**
StairMaster, Home Sales Division, 12421 Willows Road N.E., Suite 100, Kirkland, WA 98034. StairMaster is "Shaping the Future of Fitness." Folks, StairMaster offers some very impressive exercise equipment! Impressive machines like the StairMaster 4000 PT, FreeClimber 4400PT, Stepmill 7000PT, Crossrobics 1650 LE, and more! Testimonials are included in their packet of information which includes several brochures and a video! Serious about getting in-shape, then call StairMaster today! I've (the author) used the StairMaster 4000 PT many times and received graet workouts!

Starwest Botanicals, Inc.---**1-800-800-4372**
                                                                        1-916-638-8100
                                                                        1-916-638-8293(fax)

Starwest Botanicals, Inc., 11253 Trade Center Drive, Rancho Cordova, CA 95742. Starwest has been a leader and innovator in quality botanical products for 20 years. Starwest is a primary importer, processor and supplier of botanicals, culinary spices, teas, essential oils, aromatherapy and other all natural products. Starwest offers over 500 of the finest botanicals in various forms; from whole cut and sift, tea bag cut and powder.

Starwest works with *reputable growers, wildcrafters, organic farmers and suppliers* from around the world. To order their free 131-page, wholesale catalog, you must have a business license. The customer service representative will ask you the name of your company! The catalog has multitudes of healthy products far too numerous to mention. Everything to satisfy your needs, your pets needs and then some! *Everything from A to Z!*

Take Off Pounds Sensibly (TOPS)---**1-800-932-8677**
www.tops.org
TOPS may be an organization that may help you take-off that stubborn excess weight. Call them or see their web page for more information.

Tamarind Tree LTD., The---**1-201-818-7300**

1-201-818-4768

The Tamarind Tree LTD., 55 Grant Street, Ramsey, NJ 07446-9998. Tamarind Tree LTD., offers a variety of tasty and nutritious vegetarian cuisines (The Taste of India). Tamarind Tree LTD., products are available in many grocery stores, health stores and ethnic stores. If they are not available at a local outlet, call or write for a free information packet.

Total Gym---**1-800-308-5800**

Total Gym, 1230 American Blvd., West Chester, PA 19380. I was amazed by this exercise machine so I thought it was worthy of your attention. The Total Gym utilizes your own body weight (46% at the lower incline and 60% at the highest incline) for resistance to do myriad of exercises for you entire body!

Chuck Norris (black belt in Martial Arts and famous actor) has been using the Total Gym for over 16 years and its very portable! The Total Gym also helps with Rehabilitation Therapy and is used in 4,000 hospitals and Rehab Centers throughout the United States! The cost of the Total Gym is $649 and that includes shipping! The price is up there, but remember this: What you pay for is what you get! I got a Total Gym for less than $200 bucks so please do shop around instead of paying full price.

Trotter--**1-800-677-6544**

1-508-533-4300

1-508-533-5500(fax)

Trotter, 10 Trotter Drive, Medley, Massachusetts 02053. "Every piece of TROTTER equipment is engineered and built up to a standard, not down to price." The Trotter exercise equipment really impressed me! The offer: Trotter 3300 Climber, Trotter 510 Treadmill, Trotter 535 Treadmill, Trotter 2100 & 2300 Fitness equipment (weight training). Their color brochures of all their equipment is impressive! Call or write to receive a free packet of information today so you can start looking and being your best tomorrow!

Tunturi---**1-800-827-8717**

1-206-881-8156

1-206-881-7178(fax)

Tunturi, Inc., P.O. Box 97047, Redmond, WA 98073-9747. Tunturi is known all the world! Tunturi is a leading name in fitness equipment! Tunturi offers treadmills, exercise cycles, climbers, muscle trainers, rowing machines and many accessories! Look into this company today and start getting in shape tomorrow! Call today for your free literature!

University of Natural Healing Inc., The------------------------------------1-804-973-0262
1-804-973-8352

The University of Natural Healing Inc., P.O. Box 8113, 355 West Rio Road, Suite 201, Charlottesville, Virginia 22906. *"Information that can CURE the Incurable - after Medicine and Nutrition have failed."* Folks I highly recommend that you look into this company! The University of Natural Healing Inc., offers some "can't stop reading" books about the amazing benefits of *natural healing through herbalism!* Not the stuff you buy at the health franchises but at locations listed below.

The books *Cures from the Last Chance Clinic*, *Vision Problems* and the *Save Your Life Herbal Video Collection* (12 videos - approximately 1 hour each and a 600+ -page User Manual) are some of the *best alternative health information and products* I've come across in the 3 years it has taken me to put this book together. I purchased both books and a *two-year subscription* of *The Last Chance Health Report* for $60.00. If you're curious about their healthy informational products, give them a call.

They even have a free video offer after purchasing their books! They even have an incredible herbal formula that helps correct vision problems! Don't believe me read their many testimonials! I (author) tried this herbal formula and after the very *first application, my sight went from 20\200 to 20\70!*

NOTE: Listen folks, I've already reviewed their *Save Your Life Herbal Video Collection!!* It is nothing less than *GREAT* healing information! I'm not getting a dime for this recommendation OK! If you are not satisfied with your progress no matter your diagnosis - YOU must look into these *"natural methods that cured thousands of incurable patients who were sent home to die."* Twelve videos and a 600-page book of GREAT healing information! The Master herbalist will tell you like it is and relate many testimonials of patients and even doctors who have turned to him for a solution because conventional medicine simply failed! *Full-blown last-stage AIDS, cancers, heart disease, severe burns, terminal cases...* This Collection will stay with you for a lifetime! DON'T BELIEVE ME - do yourself a favor and look into this company and their products! They've worked for me! CALL today!

Vitamins and Recommended Dietary Allowances------------------------1-301-443-3170
Office of Public Affairs, Food and Drug Administration, 5600 Fishers Lane, HFE88, Rockville, MD 20857. Ask for free pamphlet: *Some Facts and Myths of Vitamins* (#82-2164).

Vitamin Shoppe--**1-800-223-1216**

1-800-852-7153(fax)

Vitamin Shoppe, The, 4700 Westside Avenue, North Bergen, New Jersey 07047. The Vitamin Shoppe offers a large selection (over 14,000 items in stock) of Vitamins, herbs and homeopathic remedies. "Compare and Save! 20% to 40% Off Nationally Advertised Brands." Call or write to get their latest seasonal all color, 100-page catalog. Vitamin Shoppe's catalog is very informative. You'll learn by simply browsing through their pages eye-catching and healthy products.

Vita-Mix TNT--**1-800-848-2649**

Vita-Mix Total Nutrition Center (TNT), 8615 Usher Rd., Cleveland, OH 44138-2199. Before you but a regular juicer machine, you'll want to read the Vita-Mix Special Report. Vita-Mix TNT is a "whole food" juicer that delivers more than *9 times the very valuable nutrients* than regular juicer machines. The Vita-Mix TNT doesn't discard the very valuable and extremely nutritious peel, pulp and skin in those healthy fruits and vegetables. Don't *lose the vital nutrients and disease-preventing phytochemicals missing in the American Diet!* The Vita-Mix does much more! Call or write for their free impressive report. Ask for their *Vita-Mix Special Report!*

Walking and Fitness--**1-202-272-3421**

President's Council on Physical Fitness and Sports, 450 5th St., NW, Suite 7103, Washington, DC 20001. Ask for free 16-page manual titled *Everybody's Walking For Fitness and Walking for Exercise and Pleasure.*

Walking Tapes--**1-404-993-4233**

Walking Tapes, Box 767364, Roswell, GA 30076. Just plain ol' walking is a great exercise for your health and lose those unwanted pounds! Walking Tapes offers a free catalog covering music from the 40's, 50's. 60's, 80's, Marches, Latin, Country, swing, Classical, New Age... Call or write for your free *The Walking Music Catalog.*

WaterRower Inc.--**1-800-852-2210**

1-401-728-1966

1-401-728-1968(fax)

WaterRower Inc., 453 Cottage Street, Pawtucket, RI 02861.
WaterRower Inc. offers one of the best rowing machines in the world! Their rower machine is constructed of the finest materials to insure you get a great workout each and every time for years into your healthy future! Their unique rower machine uses water for resistance instead of air like all other rowing machines. Call or write today for your free, all-color, fold-out brochure on one of the finest if not the best rowing machines you've ever seen! Call today and start getting in-shape tomorrow!

Waterwise Inc.,---**1-800-874-9028**
                                                                        1-352-787-5008
                                                                        1-352-787-8123(fax)
Waterwise Inc., 26200 U.S. Highway 27 South, Leesburg, FL 34748-9026. Waterwise Inc., is a member of the National Water Quality Association. "Be Waterwise Drink Pure Water!" Waterwise Inc., interest and concern with the quality of drinking water is both personal and professional. Waterwise Inc., has been in business for over 15 years.

They offer solutions to possible unhealthy water in your home, whether for drinking, cooking or bathing. Call for free information! You'll receive several full-size, all color, and very informative brochures about Waterwise Inc. and their healthy products. Call Monday through Friday from 8 a.m. to 5 p.m., Eastern Standard Time.

Weleda--**1-914-268-8572**
Weleda, 175 N. Rt. 9W, P.O. Box 249, Congers, NY 10920. Weleda Natural Citrus Deodorant Spray. Did you read Section 11, with respect to the hazards of aluminum? If you are troubled about aluminum that is found in most deodorants and is linked to Alzheimer's Disease, then call the number above about their aluminum-free "Sage Deodorant and Citrus Deodorant" products as well as many other consumer health and beauty products that are all natural.

Whirlpool Holiday Help-Line---**1-800-953-7434**
The Whirlpool Holiday Help-Line offers help on cleaning your refrigerator, eliminating odors and using leftovers. Whirlpool has declared November 15th as *"Clean Out Your Refrigerator Day."* Call during the Holidays, from 9 a.m. to 5 p.m., Monday through Friday up to December 15th.

Wilderness Society, The---**1-202-429-2637**
The Wilderness Society, 900 Seventeenth Street, N.W., Washington, D.C. 20006. "Protecting America's wilderness Since 1935." The Wilderness Society urgently needs your support to ensure that future generations will not be deprived of their heritage of wild lands and wildlife. Call for free information and become a Wilderness Society member today!

Wileswood---**1-419-433-3355**
                                                                        1-419-433-7781(fax)
Wileswood, P.O. Box 328, Huron, OH 44839. You can make healthy popcorn at home by using *Country Store Popcorn's No. 500 Stove Popper Kit* (a stove popper, popcorn, popcorn salt and coconut oil). Cost is $38.95. Produces fluffy, tender popcorn in only five minutes. Call or write for free catalog.

World Famous Catalogs---**1-800-444-7366**

1-800-555-4053(fax)

World Famous Catalogs, Publishers Inquiry Services, 951 Broken Sound Parkway NW, Building 190, P.O. Box 5057, Boca Raton, FL 33431-0857. Too many catalogs to mention! This catalog offers very low prices of catalogs to enhance the quality of your life (art, collectibles, computers, crafts, fashion, fish supplies, fitness wear, gardening, herb teas, home decor, lingerie, men's wear, military, music, pets, tools, toys, videos (many specialized selections and much more)!

Call or write for your free 63-page all color catalog of catalogs. See The Complete Catalog Guide and The Great Directory of Undiscovered Catalogs in this section.

Yeast Connection, The--**by William G. Crook, M.D.**

Your Body's Many Cries For Water----------------------------------**by**

IRISAP
P.O. Box 48
Cutler, IL 62238-0048

Copyright 2011

Kindle Books For You!

Joseph A. Laydon Jr. (MSG Ret. Army) is the author and owner of Intensive Research Information Services And Products (IRISAP). Joseph has been writing "self-reliance" orientated data since 1991 and since July 2012 has been re-publishing his works via Kindle Books. His initial goal is to publish 25 E-Books. Below is a website to go to browse for all current published Kindle Books! (Press CONTROL KEY, POINT the hand symbol & Left CLICK)

169+ Lose It Or Else Accelerated Weight-Loss Facts, Tricks And More!

25 International Wilderness Survival Tricks!

269+ International Fishing Tricks And More!

55+ True Incredible Mysteries!

169+ Mountain Man Survival Tricks!

900+ Military Terms For Recruits, Cadets, Veterans,…!

259+ International Smart Critter Survival Tricks And More!

**99+ International Pied Piper Tricks To Compel
All Types Of Animals To Come To You!**

89+ Emergency Cold Weather Survival Tricks And More!

77+ International Forecasters Of Weather, Earthquakes, Tornados And More!

375+ International Prisoner Survival Tricks And More!

199+ International Emergency First-Aid Applications And More!

Six Healing Oils You Can't Live Without And More!

Anytime Anywhere Survival Program!

179+ International Killer Hot Desert Survival Tricks And More!

**339+ International Emergency Foods, Emergency Water,
Lost Home-Made Recipes And More!**

**839+ International Wilderness Survival Tricks Used By Indians, Bushmen, Nomads,… And
More!**

239+ Texas Ranger, Pioneer, Old West,… Survival Tricks And More!

America's Elite Fighters – Are US Taxpayers Getting Their Money's Worth?

**The Gettysburg Program (100+ page version)
What You Don't Know May Be Killing You!
Your Complete Guide To Better Healthy And Vibrant Living!**

**The Gettysburg Program (800+ page version)
What You Don't Know May Be Killing You
Your Complete Guide To Better Healthy And Vibrant Living!**

How I Saved My Cat Sylvester When 05-Months Of Vet Drugs Failed And Much More!

Internet And Mail-Order Scams, Swindles, Rip-Offs And Cons!

Foreign Languages

(Español)
"169 + Pierde O De Lo Acelerado Datos Para Bajar De Peso, Trucos Y Más."

(Français)
"169+ Perdre Ou Autre - Accéléré La Perte De Poids Des Faits, Des Astuces Et Plus!"

(Italiano)
"169 + Perderla Oppure Accelerate Fatti Di Perdita Di Peso, Trucchi E Molto Altro!"

>>>>>>>>>>>><<<<<<<<<<<<<

(Español)
"25+ Trucos Internacionales Supervivencia En La Naturaleza!"

(Français)
25+ Astuces De Survie!

(Italiano)
25+ Trucchi Di Sopravvivenza!

Circa L'Autore (Inglese)

Joseph A. Laydon Jr. (MSG Ret. Army) is the author and owner of Intensive Research Information Services And Products (IRISAP). Joseph is a well-qualified instructor in international wilderness survival. He is 20-year US Army veteran (Master Sergeant E-8 - 18Z5V) associated will all Special Operations units in the US military as well as Special Ops units throughout the world.

He's a qualified SERE Instructor (Survival Evasion Resistance & Escape) and has **taught wilderness survival** at the college level for 03 years. He's a qualified instructor in basic & advanced pistol marksmanship, basic & advanced rifle marksmanship, CQB (Close Quarter Battle), basic & advanced cross-country navigation, basic mountaineering techniques, self-defense,... Since 1994, he's published many self-improvement Survival Programs, Survival Videos, SPECIAL Reports, Intelligence Reports, monthly Newsletters, **multiple Kindle E-Books**, CreateSpace Books (paperback),... and more in the works.

He's an inventor, he "sideways engineers" new survival tricks that can SAVE YOUR LIFE! The latest examples: On 17 August 2000 - 1417 hours, at Scott Lake, Scott AFB, IL, Joseph made international history! He is the 1st in the world to replicate the mysterious fires of Africa using a single drop of water! And on 05 January 2001, he discovered how to start a life-saving fire in just 02-seconds using a beam of light from a flashlight in pitch black "blind man" darkness!

On 06 April 2005 - 1810 hours, he invented delicious & tasty Solid Fuel Rolls and several Trail-Mix Cookies that are used as emergency foods and used as long-burning emergency fire-starting.

PLUS dozens more TOP SECRET inventions from ultra-advanced fire-starting like starting emergency fires using personal care products and first-aid products you already use like shampoo, toothpaste, mouthwash, hand soap, salves, ointments, and other ingredients like your spit (saliva), urination,... to advanced navigation so you're ready Anytime Anywhere! Only from IRISAP and only for privileged IRISAP subscribers - YOU!

Below is a sample of his military achievements & qualifications (not in chronological order) which reflect his unique & superior ability to teach basic, advanced & ultra-advanced survival applications, techniques and "tricks" that could help you AVOID serious killer survival threats as well SAVE YOUR LIFE. His trade secrets, Programs, Videos,... are only offered to IRISAP subscribers-YOU!

US Army Airborne School

US Army Special Forces Qualification Course - SFQC (Green Beret)

US Army Master Parachutist Wings

Uruguayan Parachutist Wings

British Parachutist Wings

Kingdom of Jordan Parachutist Wings

Expert Infantry Badge - EIB

82nd Airborne Division Recondo Course

Adverse Weather Aerial Delivery System Tests - AWADS (01 of 386 volunteer paratroopers)

Weapons Armorer Course

Indirect Fire Course (mortars)

Jumpmaster Course

Combat Infantry Badge - CIB

US Army Ranger Course

Advanced Navigation Course

Special Forces Sniper Course (02)

Survival Evasion Resistance and Escape Instructor Course (SERE)

Wilderness Survival Instructor (College level - 03 years)

Rappell Master

Fast Rope Master

International Sniper Instructor

International Close Quarter Battle (CQB) Instructor

Participated In Multiple Combat Actions

Special Forces Operations And Intelligence Course (O&I)

Good Conduct Medal (06)

Army Commendation Medal

Army Achievement Medal (02)

Meritorious Service Medal (02)

Armed Forces Expeditionary Medal

Letters Of Commendation (13)

Letters Of Appreciation (08)

Featured On FOX-2 (24 August 2000)

Joseph now resides in Illinois. He offers products concerning Wilderness Survival, Health Survival, Crime Survival and Money Survival so to greatly enhance the lives of all IRISAP subscribers - YOU! Any questions, write to Joseph today.

Sincerely,
Joseph A. Laydon Jr. (IRISAP)
P.O. Box 48
Cutler, IL 62238-0048
wwwsurvivalexpert@yahoo.com

http://www.survivalexpert.com

IRISAP Copyright 2013 – All Rights Reserved

www.ingramcontent.com/pod-product-compliance
Lightning Source LLC
Chambersburg PA
CBHW081823280526

45789CB00007B/2328